NCCN Guidelines for Patients®

La guía esencial para las personas que se enfrentan al cáncer.

Basada en las recomendaciones para la atención de destacados expertos en oncología.

Explica la atención oncológica de alta calidad que se brinda en centros oncológicos de vanguardia.

Revisada y corregida todos los años.

¿Sabía que los principales centros oncológicos de los Estados Unidos colaboran para mejorar la atención oncológica? Esta alianza de los principales centros oncológicos se denomina National Comprehensive Cancer Network® (NCCN®).

Como la atención oncológica está en constante evolución, NCCN elabora y actualiza con frecuencia recomendaciones basadas en pruebas que utilizan los profesionales de atención médica de todo el mundo. Estas recomendaciones se conocen como NCCN Clinical Practice Guidelines in Oncology (NCCN Guidelines®).

En NCCN Guidelines for Patients, se explican de manera sencilla estas recomendaciones de los expertos, para que pueda hablar con su equipo de atención médica sobre la mejor atención para usted.

NCCN Guidelines for Patients se basa en NCCN Guidelines® para la leucemia linfoblástica aguda en niños, adolescentes y adultos jóvenes, versión 1.2026, 11 de agosto de 2025.

Ver NCCN Guidelines for Patients gratis en Internet: NCCN.org/patientguidelines

Buscar un centro oncológico de NCCN cerca de usted: NCCN.org/cancercenters

Conocer cómo se preparan las NCCN Guidelines for Patients: NCCN.org/patient-guidelines-process

Comuníquese con nosotros

@NCCNorg @NCCNVideo NCCN @NCCNorg

Quiénes nos apoyan

NATIONAL COMPREHENSIVE CANCER NETWORK®
NCCN FOUNDATION
Guiding Treatment. Changing Lives.

NCCN Guidelines for Patients cuenta con el apoyo financiero de NCCN Foundation®

NCCN Foundation agradece profundamente a las siguientes empresas colaboradoras por hacer posible esta NCCN Guidelines for Patients: Amgen Inc.

NCCN adapta, actualiza y aloja de forma independiente la guía de NCCN Guidelines for Patients. Nuestras empresas colaboradoras no participan en la elaboración de esta NCCN Guidelines for Patients y no se responsabilizan del contenido ni las recomendaciones que se incluyen en la presente guía.

Para hacer una donación, visite NCCNFoundation.org/Donate

Para obtener más información, visite la página NCCN.org/patientguidelines o envíe un correo electrónico a PatientGuidelines@NCCN.org

Contenido

NCCN Foundation tiene como objetivo apoyar a los millones de pacientes y familias afectados por un diagnóstico de cáncer mediante la financiación y distribución de NCCN Guidelines for Patients. NCCN Foundation también se compromete a avanzar en los tratamientos contra el cáncer subsidiando a los médicos prometedores del país en el centro de innovación en cuanto a investigación del cáncer. Para obtener más detalles y acceder a la biblioteca completa de recursos para pacientes y cuidadores, visite NCCN.org/patients.

National Comprehensive Cancer Network (NCCN) y NCCN Foundation
3025 Chemical Road, Suite 100, Plymouth Meeting, PA 19462, EE. UU.

1

Sobre la LLA

La leucemia linfoblástica aguda (LLA) es el cáncer más frecuente en niños y adolescentes. Es un cáncer que comienza en los linfocitos (un tipo de glóbulo blanco que crece en la médula ósea). El tipo de tratamiento que reciba su hijo depende del tipo de LLA que tenga, la edad a la que lo diagnostiquen y otros factores. En esta guía, se describe el tratamiento de la LLA en bebés, niños, adolescentes y adultos jóvenes.

¿Qué se incluye en esta guía?

En esta guía, se describe todo lo que necesita saber sobre la LLA en niños, adolescentes y adultos jóvenes, incluido lo siguiente:

- Estudios necesarios para determinar el mejor tratamiento para su hijo.
- Las diferentes fases de tratamiento (por lo general, son 3: terapia de inducción, terapia de consolidación y terapia de mantenimiento).
- Tratamientos disponibles para los diferentes subtipos de LLA.
- Tratamiento complementario para mejorar la calidad de vida de su hijo.

¿Qué es la LLA?

La leucemia linfoblástica aguda (LLA) es un cáncer de la sangre que comienza en los glóbulos blancos, llamados linfocitos, que nos defienden de las enfermedades. Los linfocitos forman parte del sistema inmunitario. Ayudan al organismo a combatir las infecciones. Al igual que otras células sanguíneas, los linfocitos nacen en nuestra médula ósea (el tejido esponjoso presente en el centro de la mayoría de los huesos).

No obstante, en las personas que tienen LLA, la médula ósea produce demasiados linfocitos inmaduros llamados linfoblastos (o blastos). Los linfoblastos no pueden combatir las infecciones y, dado que desplazan otras células sanguíneas, la médula ósea no funciona bien.

Hay 2 tipos principales de LLA:

- LLA de linfocitos B (LLA B)
  - Afecta los linfocitos B, que producen anticuerpos. Un anticuerpo nos protege cuando sustancias no deseadas ingresan en nuestro organismo.
- LLA de linfocitos T (LLA T)
  - Afecta los linfocitos T, que ayudan a combatir las infecciones y matar células tumorales.

¿Qué es la LLA en niños, adolescentes y adultos jóvenes?

Este término hace referencia a la LLA que afecta a bebés, niños, adolescentes y adultos jóvenes. Esto incluye a cualquier persona de 18 años o menos, y a determinados adolescentes y adultos jóvenes (AYA) de más de 18 años. Se considera AYA a quienes tienen entre 15 y 39 años cuando se les diagnostica cáncer. Pueden recibir tratamiento en un centro oncológico para niños, adolescentes y adultos jóvenes o en uno para adultos, según el tipo de cáncer que tengan. Esta guía es para niños y AYA de hasta 30 años de edad inclusive que reciben tratamiento en un centro oncológico infantil o en uno para niños, adolescentes y adultos jóvenes.

Para obtener información sobre personas que reciben tratamiento de la LLA en un centro oncológico para adultos, consulte *NCCN Guidelines for Patients: Leucemia linfoblástica aguda* disponible en [NCCN.org/patientguidelines] y en la aplicación [NCCN Patient Guides for Cancer].

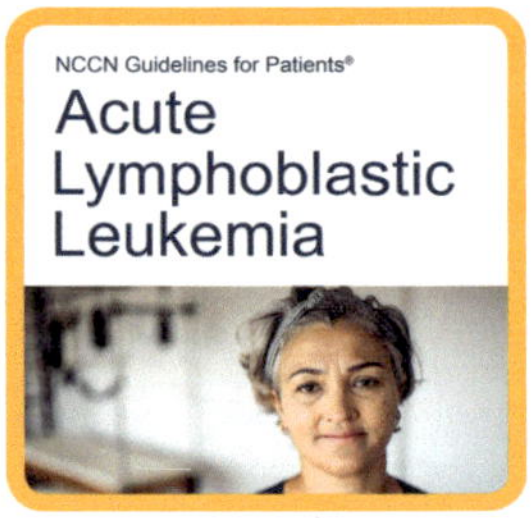

¿Qué es el subtipo LLA B de LLA?

La LLA B es el tipo más común de LLA en niños, adolescentes y adultos jóvenes. Comienza en los linfocitos B inmaduros. Los tratamientos para la LLA B dependen de si las células de leucemia tienen el gen *BCR::ABL1*, también conocido como cromosoma Filadelfia, por lo que es importante que el equipo de atención médica de su hijo averigüe exactamente qué tipo de LLA B tiene.

Hay 2 tipos principales de LLA B:

- LLA B *BCR::ABL1* positiva
- LLA B *BCR::ABL1* negativa o similar a *BCR::ABL1*

Los niños y adolescentes con LLA B *BCR::ABL1* positiva tienen células de leucemia con el gen *BCR::ABL1*, y los niños y adolescentes con LLA B *BCR::ABL1* negativa no tienen el gen en las células de leucemia. El gen *BCR::ABL1* es un gen anormal en las células de leucemia que se forma cuando las partes del gen *BCR* y del gen *ABL1* se juntan para formar algo conocido como un gen de fusión. La LLA B similar a *BCR::ABL1* se produce cuando las células cancerosas parecieran tener el gen *BCR::ABL1* aunque este no esté presente.

Cabe destacar que los tratamientos para la LLA B *BCR::ABL1* positiva no siempre son los mismos tratamientos que para la LLA B *BCR::ABL1* negativa o similar a *BCR::ABL1*. En el *Capítulo 6: Tratamientos para la LLA B* BCR::ABL1 *negativa o similar a* BCR::ABL1, se describen los tratamientos que recibirá su hijo si tiene alguno de estos tipos de LLA B. En el *Capítulo 7: Tratamientos para la LLA B* BCR::ABL1 *positiva*, se describen los tratamientos para este tipo de LLA B.

Tipos de LLA

- LLA B
  - LLA B *BCR::ABL1* positiva
  - LLA B *BCR::ABL1* negativa o similar a *BCR::ABL1*
- LLA T
- LLA en bebés

¿Qué es el subtipo LLA T de LLA?

La LLA T comienza en los linfocitos T inmaduros. Dado que la LLA T y la LLA B son diferentes tipos de LLA, un tratamiento que funcione para un paciente con LLA B puede no funcionar de la misma manera que para un paciente con LLA T. Por lo tanto, los tratamientos para la LLA T pueden ser diferentes de los tratamientos para la LLA B. En el *Capítulo 8: Tratamientos para la LLA T*, se describen qué tratamientos recibirá su hijo si tiene este subtipo.

¿Qué es la LLA en bebés?

La LLA en bebés abarca a niños de menos de 1 año de edad que tienen LLA. El tratamiento para la LLA en bebés es diferente del tratamiento para niños que tienen 1 año o más. Los bebés reciben terapia según si tienen reordenamiento de un gen llamado *KMT2A*. Las opciones se explican en el *Capítulo 9: Tratamientos para la LLA en bebés*.

¿Cómo se identifica la LLA en niños, adolescentes y adultos jóvenes?

La LLA en niños, adolescentes y adultos jóvenes a veces se detecta cuando aparecen ciertos **síntomas**. Un síntoma es una sensación que puede ser un signo de una enfermedad o afección. Los síntomas de la LLA en niños, adolescentes y adultos jóvenes pueden incluir cansancio (fatiga), fiebre, sudores nocturnos, pérdida de peso, falta de aire, mareos, infecciones, palidez y facilidad para tener hematomas o sangrado.

Los niños y adolescentes quizás solo sientan síntomas dolorosos en las articulaciones o en los brazos y las piernas. Además, si el sistema nervioso se ve afectado, también pueden ser signos de LLA el entumecimiento en la barbilla o la debilidad en los músculos de un lado del rostro. Los estudios confirmarán si su hijo tiene LLA (estos se describen en el *Capítulo 2: Estudios para detectar LLA* y en el *Capítulo 3: Estudios para planificar el tratamiento*).

¿Cómo se trata la LLA en niños, adolescentes y adultos jóvenes?

Todos los niños y adolescentes con LLA se tratan con una combinación de diferentes quimioterapias. Los tratamientos y medicamentos de quimioterapia específicos que recibirá su hijo serán los que funcionen mejor para su tipo de LLA. Cabe destacar que todos los planes de tratamiento incluyen un tipo de quimioterapia llamada quimioterapia intratecal. Este tipo de quimioterapia se inyecta en el líquido cefalorraquídeo de su hijo, por lo que puede alcanzar el cerebro y la médula espinal. Se administra para prevenir y tratar el cáncer en el sistema nervioso y el cerebro.

Otros tratamientos que podría recibir su hijo son el tratamiento dirigido (un tipo de tratamiento que aborda características específicas o únicas de las células cancerosas), un trasplante de células hematopoyéticas (también conocido como trasplante de células madre o de médula ósea) y un tratamiento en un ensayo clínico (un tipo de estudio de investigación médica en el que se analizan nuevas maneras de combatir el cáncer).

Su hijo recibirá tratamiento en diferentes fases, que se describen en el *Capítulo 5: Fases de tratamiento*. Las 3 fases principales de tratamiento son la terapia de inducción, la terapia de consolidación y la terapia de mantenimiento.

El equipo de atención médica de su hijo

El tratamiento de la LLA requiere un abordaje en equipo. El equipo de atención médica de su hijo incluirá diferentes profesionales de la salud expertos en LLA en niños, adolescentes y adultos jóvenes. Algunos integrantes del equipo de atención médica de su hijo lo acompañarán durante todo el tratamiento del cáncer, en tanto otros estarán presentes durante ciertos momentos. Conozca al equipo de atención médica de su hijo y ayúdelos para que conozcan a su hijo.

Tratamiento complementario: ayuda durante y después del tratamiento

El tratamiento complementario es una parte importante de la atención oncológica. Incluye muchos servicios diferentes, como los cuidados paliativos. Tiene como objetivo mejorar la calidad de vida de su hijo durante y después del tratamiento oncológico. En el *Capítulo 10:*

Tratamiento complementario, se describe mejor qué es y cómo puede ayudar.

¿Cómo puede recibir mi hijo la mejor atención?

Defienda sus intereses y los de su hijo. Usted tiene un papel importante que desempeñar en la atención de su hijo. Muchas personas se sienten más satisfechas cuando participan activamente en la planificación de la atención oncológica de sus hijos.

Las NCCN Guidelines for Patients le permitirán desempeñar un papel más importante en la atención. Hable sobre las recomendaciones de esta guía con el equipo de atención médica de su hijo. Pregunte sobre opciones y comparta objetivos e inquietudes.

¿No sabe qué preguntar? No se olvide de que cuenta con apoyo. Es por eso que incluimos sugerencias de preguntas al final de cada capítulo.

Siga leyendo para encontrar la mejor atención posible para su hijo.

Cómo puede ayudar esta guía

Tomar decisiones sobre la atención oncológica es estresante. Tiene mucho por aprender, y no sabe lo que le depara el futuro.

Utilice esta guía para obtener la información y el apoyo que necesita.

Los pacientes, los médicos y otros profesionales de la salud confían en las NCCN Guidelines for Patients. En esta guía, se utiliza un lenguaje claro y cotidiano para explicar las recomendaciones actuales sobre el tratamiento del cáncer y están elaboradas por expertos respetados en el campo. Las recomendaciones se basan en las investigaciones más recientes y prácticas de los mejores centros oncológicos.

La salud de su hijo es única, por lo que también debe ser única la atención oncológica que reciba. A medida que lee esta guía, aprenderá sobre qué tratamientos tienen más probabilidades de ofrecer los mejores resultados. Así, tendrá más preparación para hablar con el equipo de atención médica de su hijo.

2

Estudios para detectar la LLA

Se deben realizar estudios precisos para diagnosticar (confirmar) y tratar la leucemia linfoblástica aguda (LLA). En este capítulo, se explican los estudios usados para diagnosticar la LLA y qué esperar.

En general, para diagnosticar leucemia linfoblástica aguda (LLA) en una persona, al menos 1 de 5 células de su médula ósea deben ser linfoblastos.

Los estudios utilizados para diagnosticar la LLA se encuentran en la **Guía 1**.

Análisis de médula ósea

La leucemia comienza en la médula ósea, que es el tejido esponjoso en el centro de la mayoría de los huesos donde se fabrican las células sanguíneas (como los linfocitos). Para diagnosticar la LLA, se deben tomar muestras de médula ósea y estudiarlas. Aunque a veces puede ser un procedimiento doloroso, el equipo de atención médica de su hijo tratará de hacerlo sentir lo más cómodo posible. Algunos centros de salud le darán un sedante (calma y adormece al paciente) o anestesia (duerme al paciente) para este procedimiento.

Guía 1 **Estudios y procedimientos realizados para diagnosticar LLA en niños, adolescentes y adultos jóvenes**
Aspiración y biopsia de médula ósea
Prueba de inmunofenotipificación

Hay dos tipos de análisis de médula ósea que suelen realizarse al mismo tiempo:

- Aspiración de médula ósea
- Biopsia de médula ósea

En la biopsia de médula ósea, se extrae una muestra de médula ósea sólida. En la aspiración de médula ósea, se extrae la médula ósea líquida. Ambas muestras de médula ósea suelen tomarse simultáneamente de la parte posterior o frontal del hueso de la cadera. Cabe destacar que no a todas las personas con LLA se les realizará una biopsia de médula ósea, pero sí una aspiración de médula ósea.

Después de que se extraen las muestras, se envían a un laboratorio para analizarlas. Un hematopatólogo, un experto en el diagnóstico de LLA, revisará la muestra de médula ósea.

Prueba de inmunofenotipificación

La inmunofenotipificación es una prueba muy importante que le permite al equipo de atención médica saber si su hijo tiene LLA o un tipo diferente de leucemia. El equipo de atención médica de su hijo hará una inmunofenotipificación detallada (integral), que mostrará si tiene LLA de linfocitos B o T. La inmunofenotipificación examina algo llamado clon leucémico, que es un grupo de células cancerosas idénticas que provienen de la misma célula mutada.

El estudio detecta ciertas proteínas llamadas antígenos en glóbulos blancos. Estos antígenos pueden ser **biomarcadores** (también llamados marcadores biológicos o simplemente marcadores). Los biomarcadores se usan para averiguar qué tratamiento puede funcionar mejor para su hijo. Algunos tratamientos hoy abordan biomarcadores específicos para tratar a personas con cáncer que tienen un biomarcador en particular.

El equipo de atención médica analizará las células cancerosas cuando se le diagnostique LLA a su hijo, para que los resultados puedan usarse como valor de referencia más adelante. Después de un tiempo en tratamiento, el equipo de atención médica hará un análisis para saber si la cantidad de células cancerosas disminuyó.

Estudios para detectar biomarcadores de LLA y cambios genéticos

Las pruebas genéticas se usan para conocer más sobre el tipo de LLA que tiene su hijo. Se analizarán las células de leucemia de su hijo para detectar cambios genéticos que no están en las demás células del organismo. Después de realizar una prueba genética de la médula ósea de su hijo, los resultados le permitirán al equipo de atención médica designarlo a un grupo de riesgo. El tratamiento para la LLA se administra según si su hijo tiene LLA de riesgo estándar o de riesgo alto, y también según el tipo de LLA que tenga.

Prueba de mutación de LLA

Los métodos que usará el equipo de atención médica de su hijo para detectar cambios (anomalías) genéticos en las células de leucemia incluyen cariotipo de cromosomas específicos, hibridación fluorescente *in situ* (FISH) de interfase, reacción en cadena de la polimerasa (PCR) y secuenciación de nueva generación (NGS).

Para estas pruebas, se usará una muestra de sangre o médula ósea o, en algunos casos, un hisopado de boca o nariz. En algunos casos, podrían realizarse más pruebas o evaluaciones, y quizás resulte necesario hacer una prueba de secuenciación de transcriptoma completa para detectar ciertos subtipos de LLA.

Biopsia de médula ósea

Los médicos utilizan una biopsia y aspiración de médula ósea para extraer muestras de médula ósea sólida y líquida para analizar. Estas pruebas suelen realizarse al mismo tiempo en el hueso pélvico.

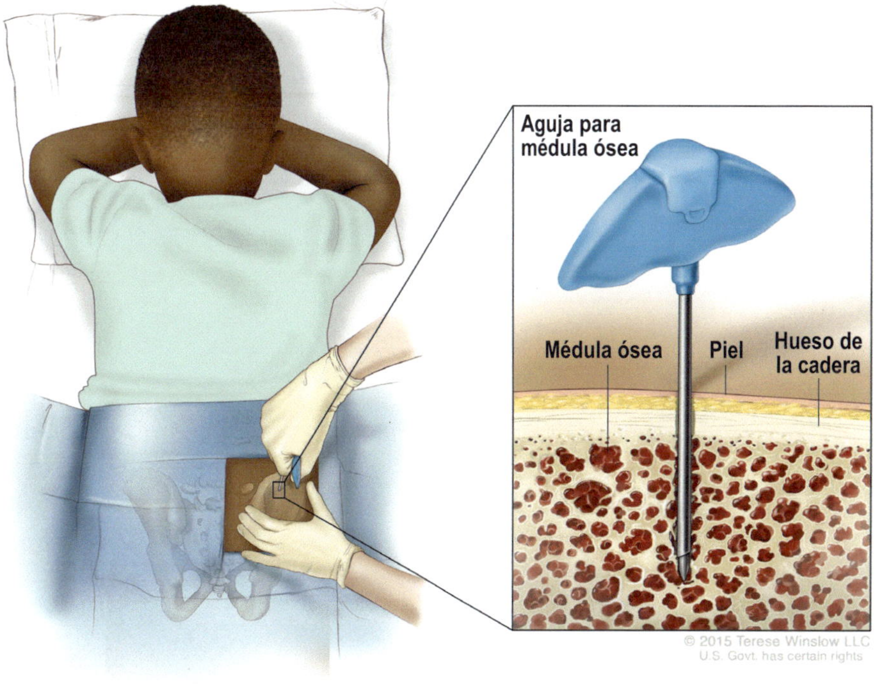

¿Qué son el ADN y los cromosomas?

Las moléculas de ADN se encuentran dentro de nuestras células y se agrupan bien comprimidas en lo que se conoce como un cromosoma. Los cromosomas contienen la mayor parte de la información genética de una célula, y cada cromosoma tiene muchos genes. Los genes le dan al organismo instrucciones para fabricar proteínas. Las proteínas hacen que nuestros organismos funcionen bien. Una mutación es un cambio o error en el ADN de un gen.

Cariotipo

Un cariotipo es una imagen de todos los cromosomas. Las células humanas normales tienen 23 pares de cromosomas para un total de 46 cromosomas. Las células de leucemia tienen cambios en la cantidad o el orden normal de cromosomas. Un cariotipo muestra las partes de cromosomas adicionales, faltantes, reorganizadas o anormales en las células de leucemia de su hijo. Para lograr un cariotipo, el equipo de atención médica de su hijo tomará una muestra de sangre o líquido corporal.

Análisis de FISH

Con este análisis, se pueden detectar cambios en los genes que son amplificaciones, translocaciones, reordenamientos y deleciones. No obstante, no se pueden detectar todos los cambios posibles que se encuentran dentro de los genes o cromosomas.

Análisis de NGS

Este análisis se usa para averiguar la secuencia (el orden) del ADN de una persona. Se pueden detectar mutaciones y cambios en los genes. Con la NGS, se observa el gen de manera más detallada que los demás métodos y se pueden encontrar mutaciones que con los demás métodos podrían pasarse por alto.

Análisis de PCR

Con un análisis de PCR, se crean más copias de ADN para poder estudiarlo mejor. Se pueden detectar cambios genéticos y diagnosticar LLA.

Puntos clave

- La LLA se diagnostica (confirma) mediante una aspiración de médula ósea con o sin biopsia de médula ósea. También pueden realizarse otras pruebas para ayudar en el diagnóstico.
- La inmunofenotipificación es una prueba muy importante que le permite al equipo de atención médica saber si su hijo tiene LLA o un tipo diferente de leucemia.
- Las pruebas genéticas y de biomarcadores se realizan para conocer más sobre la LLA de su hijo y averiguar qué subtipo es. Estas pruebas posiblemente guíen al equipo de atención médica al momento de elegir los tratamientos.

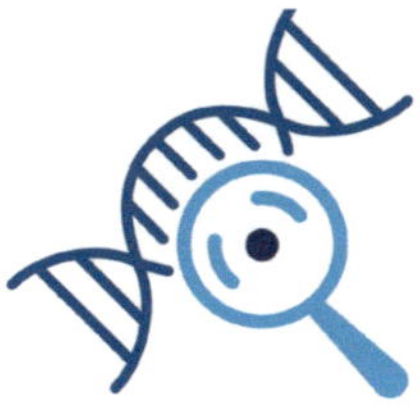

Cambios genéticos de la LLA

Muchas personas con LLA tienen cambios genéticos en las células de leucemia. Un cambio genético se produce cuando cambia el orden del ADN en los genes. Los genes son piezas del ADN que les dan indicaciones a las células para ciertas características o funciones corporales.

Algunos cambios genéticos hacen que el cáncer responda mejor al tratamiento que otros. Además, ciertos tratamientos abordan cambios genéticos específicos. Por lo tanto, es importante saber si su hijo tiene cambios genéticos y, de ser así, qué cambios tiene. Estos son algunos tipos de cambios genéticos que pueden ocurrir:

- **Amplificación:** cuando hay un aumento de la cantidad de copias de un gen.
- **Deleción:** cuando se pierde o elimina una sección de ADN.
- **Inserción:** cuando se agrega una nueva pieza de ADN.
- **Translocación:** cuando un cromosoma (cadenas de ADN que envuelven proteínas) se rompe, y las piezas rotas vuelven a adherirse a otros cromosomas.
- **Reordenamiento:** cuando hay un cambio en la estructura de un cromosoma. Las piezas del cromosoma podrían desplazarse, desaparecer o multiplicarse.

Preguntas para hacer

- ¿Quién me explicará los resultados de las pruebas y cuándo?
- ¿Mi seguro pagará estas pruebas?
- ¿Qué sucede después de que le diagnostiquen LLA a mi hijo?
- ¿Qué otras pruebas deberá realizarse y cuándo?
- ¿Hay algún hospital o centro oncológico cercano que se especialice en este cáncer?

¿Cuál es el siguiente paso?

Después de que le diagnostiquen a su hijo LLA en niños, adolescentes y adultos jóvenes, el equipo de atención médica realizará otras pruebas para obtener más información sobre la LLA y cómo tratarla. Los estudios adicionales que podrían realizarle a su hijo se explican en el próximo capítulo.

3

Estudios para planificar el tratamiento

Después de que le diagnostiquen LLA a su hijo, le realizarán algunos estudios más. Estos estudios le permitirán al equipo de atención médica conocer más sobre la LLA y la mejor manera de tratarla.

Los estudios y procedimientos que recibirá su hijo después de que le diagnostiquen LLA en niños, adolescentes y adultos jóvenes se incluyen en la **Guía 2**. Los estudios adicionales que podrían realizarle se explican más adelante en el capítulo y en la **Guía 3**. Los resultados de los análisis de sangre y médula ósea y los estudios de diagnóstico por imágenes se utilizan para determinar el plan de tratamiento para su hijo.

Guía 2 **Estudios y procedimientos realizados para planificar y prepararse para el tratamiento de la LLA en niños, adolescentes y adultos jóvenes**
Antecedentes médicos y examen físico.
Hemograma completo con recuento diferencial, perfil bioquímico y pruebas de función hepática.
Perfil de síndrome de lisis tumoral, con el que se analizan los niveles de lactato deshidrogenasa, ácido úrico, potasio, calcio y fósforo.
Radiografía de tórax para descartar una masa entre los pulmones (masa mediastínica).
Punción lumbar (punción de la médula espinal) con quimioterapia intratecal.
Dispositivo de acceso venoso central de su elección (permite al equipo de atención médica de su hijo administrarle líquidos, productos sanguíneos, medicamentos y más).
Evaluación de síndromes de predisposición (condiciones genéticas que pueden aumentar el riesgo de desarrollar una enfermedad como cáncer), que incluye lo siguiente: • Síndrome de Down (también llamado trisomía 21). • Variantes de *TP53* en ciertos niños (niños con baja cantidad de cromosomas). • Las variantes *PAX5*, *ETV6* y *IKZF1*, que se asocian al desarrollo de LLA B. • Presencia de otro cáncer (la LLA puede ser un cáncer secundario).
Pruebas farmacogenómicas para analizar ciertos cambios genéticos (las variantes *TPMT* y *NUDT15*).
Control de sangrado y coagulación, que incluye lo siguiente: • Un perfil de coagulación intravascular diseminada (CID) con el que se analiza el nivel de dímero D, el nivel de fibrinógenos, el tiempo de protrombina (tiempo de coagulación) y el tiempo parcial de tromboplastina (tiempo de coagulación).
Se recomienda realizar una evaluación psicosocial para averiguar cómo está su hijo en los aspectos mental, emocional y social.

Antecedentes médicos

El equipo de atención médica de su hijo necesita tener toda su información de salud. Le preguntarán sobre síntomas, problemas de salud y tratamientos que haya tenido su hijo. El informe completo de salud se conoce como antecedentes médicos.

Cuando se reúna con los integrantes del equipo de atención médica, prepárese para hablar sobre los siguientes temas de su hijo:

- Enfermedades
- Cirugías
- Lesiones
- Problemas de salud
- Síntomas
- Medicamentos y suplementos

Antecedentes familiares

El equipo de atención médica de su hijo también le preguntará sobre los antecedentes médicos de sus familiares consanguíneos. Esta información se llama antecedentes familiares. Si un miembro de la familia tuvo cáncer, es importante saber el tipo específico de cáncer, dónde comenzó y si está en varios lugares. También es importante averiguar si se realizó una prueba genética.

Un estudio de antecedentes familiares completo puede ayudar a determinar si su hijo podría tener un síndrome de predisposición al cáncer. Un síndrome de predisposición al cáncer es una mutación genética hereditaria que puede aumentar el riesgo de desarrollar cáncer.

“Si el equipo de atención médica de su hijo comienza a explicar temas difíciles de entender, no dude en hacer preguntas. Pídales que vayan más despacio y vuelvan a explicárselo, y no se sienta mal por eso”.

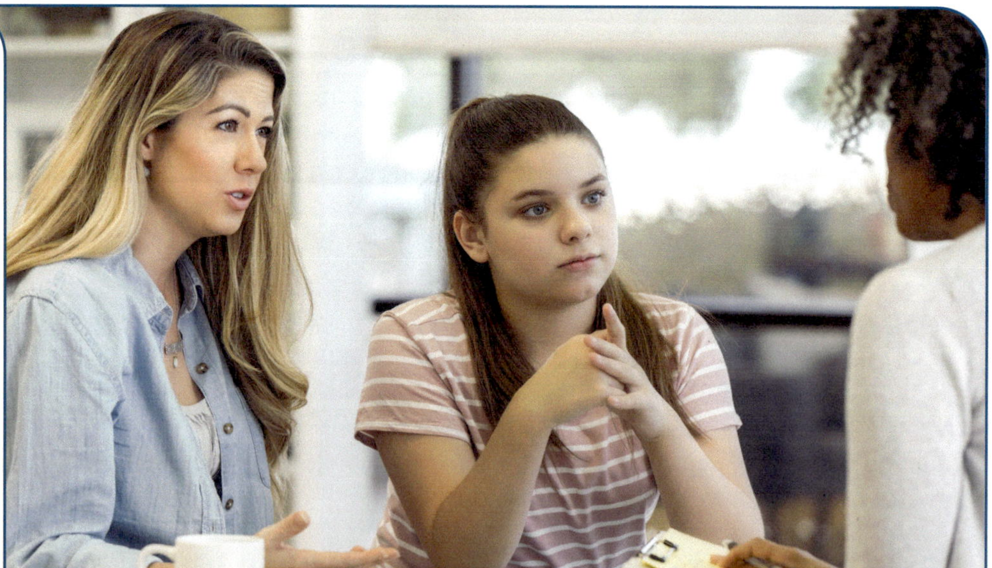

Examen físico

Se realiza un examen físico para comprobar si presenta signos de cáncer. Durante este examen, el médico o profesional de la salud de su hijo podría evaluar lo siguiente:

- Temperatura, presión sanguínea, pulso, saturación de oxígeno y frecuencia respiratoria
- Peso y estatura

También hará lo siguiente:

- Le escuchará los pulmones, el corazón y los intestinos.
- Le mirará los ojos, la piel, los oídos, la nariz y la boca.
- Le palpará y aplicará presión en partes del cuerpo para ver si los órganos tienen tamaño normal o si duelen cuando los toca.
- Le hará un examen testicular si el paciente nació con órganos sexuales masculinos.
  - Se podría realizar un examen testicular en ciertos casos porque la LLA B a veces puede afectar los testículos. También se podría realizar una ecografía escrotal.

Análisis de sangre

Los análisis de sangre comprueban si hay signos de la enfermedad y pueden ayudar a mostrar el funcionamiento de los órganos. La sangre se extrae insertando una aguja por una vena para obtener una muestra y analizarla.

Estos son los análisis que podrían realizarse con la muestra de sangre:

Hemograma completo con fórmula leucocitaria

El hemograma completo mide los componentes de la sangre, incluidos los glóbulos blancos, los glóbulos rojos y las plaquetas. La fórmula leucocitaria cuenta la cantidad de cada tipo de glóbulo blanco. La fórmula leucocitaria también puede mostrar si hay demasiados glóbulos blancos inmaduros (linfoblastos o blastos) en la sangre. El cáncer y otros problemas de salud pueden aumentar o disminuir la cantidad de glóbulos. Este análisis se realizará antes, durante y después del tratamiento para controlar los recuentos sanguíneos de su hijo.

Perfil bioquímico

Un perfil bioquímico mide los niveles de diferentes sustancias en el organismo de su hijo. Estas sustancias incluyen proteínas, encimas y azúcares. Si su hijo tiene LLA, el perfil bioquímico podría verse diferente de cómo se vería normalmente.

Pruebas de función hepática

Las pruebas de función hepática miden sustancias que se producen o procesan en el hígado para observar el estado de este órgano. Una cantidad excesiva o insuficiente de ciertas sustancias puede ser signo de enfermedad, lesión o afección.

Perfil de síndrome de lisis tumoral

El tratamiento oncológico mata las células cancerosas en el cuerpo y, a veces, produce un síndrome de lisis tumoral como consecuencia. El síndrome de lisis tumoral aparece cuando las sustancias liberadas por las células muertas se acumulan más rápido de lo que el cuerpo puede eliminarlas.

Algunos signos de síndrome de lisis tumoral pueden ser cambios en los niveles de potasio, fósforo, calcio, creatina y ácido úrico. Con un perfil de síndrome de lisis tumoral, se analizan estos niveles y los niveles de otras sustancias, como la lactato deshidrogenasa. Los niveles se vigilan de cerca cuando se diagnostica por primera vez LLA a su hijo. Es posible que este reciba medicamentos y líquidos por vía intravenosa (IV) para evitar que los niveles suban demasiado.

Análisis de coagulación sanguínea

El cuerpo deja de sangrar cuando transforma la sangre en una especie de gel. Este gel se transforma en una masa sólida de sangre llamada coágulo sanguíneo. En casos muy poco comunes, la leucemia puede afectar el proceso de coagulación sanguínea y puede causar un trastorno llamado coagulación intravascular diseminada, que produce una coagulación descontrolada.

Para analizar esto, se puede realizar un perfil de coagulación intravascular diseminada (DIC). Este es un análisis en el que se examinan varios aspectos que afectan la coagulación sanguínea, entre ellos, el nivel del dímero D, el nivel de fibrinógenos y el tiempo de coagulación (tiempo de protrombina y tiempo parcial de tromboplastina).

Punción lumbar con quimioterapia intratecal

La leucemia puede llegar al líquido que rodea la columna vertebral y el cerebro (líquido cefalorraquídeo). Se realiza una punción lumbar (también conocida como punción de la médula espinal) para ver si el cáncer se diseminó a esas áreas.

La punción lumbar es un procedimiento mediante el que se extrae líquido cefalorraquídeo. Para detectar células de leucemia en el cerebro y el líquido cefalorraquídeo, debe tomarse una muestra del líquido para analizarse. La punción lumbar también se usa para inyectar la quimioterapia en el líquido cefalorraquídeo y se necesita durante toda la terapia de LLA. Esto se llama quimioterapia intratecal. Todos los planes de tratamiento de la LLA incluyen quimioterapia intratecal, incluso si no se encuentran células de leucemia en el líquido cefalorraquídeo.

Dispositivo de acceso venoso central

A su hijo se le colocará un dispositivo de acceso venoso central, que le permitirá al equipo de atención médica administrarle líquidos, productos sanguíneos, medicamentos y más. El dispositivo es un catéter (tubo delgado) que se inserta en una vena. Diferentes dispositivos incluyen catéteres implantables o vías centrales de inserción periférica (PICC), entre otros tipos. Cuando el equipo de atención médica de su hijo necesite analizarle la sangre, también puede realizarle una extracción de sangre (tomar una muestra) mediante el dispositivo de acceso venoso central.

Pruebas farmacogenómicas

Con estas pruebas, se estudia cómo la composición genética de una persona afecta la respuesta a medicamentos y fármacos. La forma en que el organismo de su hijo absorbe y procesa los medicamentos es un factor importante en el tratamiento.

Por lo tanto, el equipo de atención médica podría hacer una prueba genética de las células normales (no las de leucemia) de su hijo para averiguar cuál es la mejor dosis inicial de ciertos medicamentos. En el caso de la LLA, con las pruebas farmacogenómicas se analizarán los cambios en los genes *TPMT* y *NUDT15*.

Estudios de diagnóstico por imágenes

En los estudios de diagnóstico por imágenes, se toman fotografías del interior del cuerpo para detectar cáncer. En el caso de niños y adolescentes con LLA, las imágenes a veces pueden proporcionar información útil sobre la ubicación y la cantidad de cáncer. Un radiólogo es un médico especializado en la lectura de estudios de diagnóstico por imágenes. Revisará las imágenes y enviará los resultados al equipo de atención médica de su hijo. Estas son algunos de los estudios de diagnóstico por imágenes que podrían realizarle a su hijo:

Radiografía de tórax

La radiografía utiliza radiación para tomar imágenes del interior del cuerpo. Le podrían realizar una radiografía de tórax a su hijo para ver si tiene una masa mediastínica (un grupo de células anormales). Una masa mediastínica se forma en el espacio entre los pulmones adelante del corazón.

TC o RM de la cabeza

Su hijo podría necesitar una resonancia magnética (RM) o una tomografía computarizada (TC o TAC) de la cabeza si tiene síntomas neurológicos. Los síntomas neurológicos, como dolores de cabeza, cambios en la vista, temblores, dificultades para hablar y falta de movimiento facial normal, podrían ser signos de que algo afecta el funcionamiento del sistema nervioso.

Con ambos tipos de estudios se toman imágenes del interior del cuerpo de su hijo. Le darán un agente de contraste (también llamado medio de contraste) para que las imágenes sean más claras. El contraste es una sustancia que se inyecta en una vena o se mezcla con un líquido para beber y que se expulsa del cuerpo a través de la orina. Avise al equipo de atención médica de su hijo si este ha tenido reacciones alérgicas al medio de contraste en el pasado.

TC del cuerpo

La TC usa rayos x para tomar imágenes del cuerpo de su hijo desde distintos ángulos. Luego, una computadora combina las imágenes para formar una imagen 3D.

RM y TC

La RM y la TC se ven parecidas, pero son diferentes. Los equipos de ambos estudios tienen camas que se desplazan por un túnel. El RM por lo general tiene un túnel más largo y angosto.

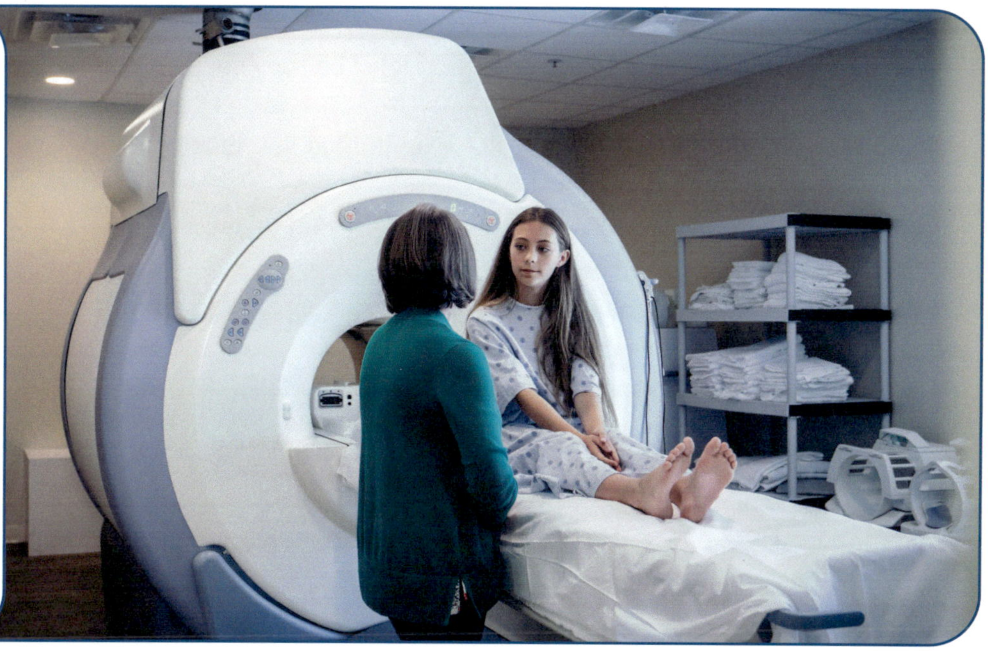

RM del cuerpo

Una RM usa ondas sonoras, imanes potentes y una computadora para tomar imágenes del interior del cuerpo. Los RM están diseñados como un túnel en la que el imán rodea a su hijo.

TEP de cuerpo entero

Una tomografía por emisión de positrones (TEP) de cuerpo entero no es una prueba común para la LLA, pero podría realizarse en algunos casos. La TEP muestra si las células del cuerpo funcionan con normalidad o no. Resalta las células que podrían ser cancerosas y puede mostrar incluso pequeñas cantidades de cáncer. En la TEP, se debe inyectar una sustancia, llamada radiomarcador, en el torrente sanguíneo. El radiomarcador se detecta durante la exploración y hace que las células cancerosas se vean más brillantes en las imágenes. Luego, el radiomarcador se expulsa del cuerpo a través de la orina.

Más pruebas y asesoramiento que podrían ser necesarios antes del tratamiento

Los estudios adicionales para detectar la LLA que su hijo podría necesitar se mencionan en la **Guía 3**, y algunas se describen a continuación.

Pruebas cardíacas

Si su hijo recibirá antraciclinas (un tipo de quimioterapia), deberá realizarse pruebas del corazón (cardíacas). Estas pruebas se realizan para evaluar el funcionamiento del corazón. Es posible que remitan a su hijo a un especialista en corazón llamado cardiólogo.

Guía 3 Estudios adicionales para detectar la LLA que podrían ser necesarias
Examen testicular, incluida ecografía escrotal si es necesario.
TC o RM de cabeza con contraste, si hay síntomas neurológicos.
TEP/TC de cuerpo entero si se sospecha linfoma linfoblástico.
Pruebas cardíacas para quienes recibirán cierta quimioterapia (antraciclinas).
Evaluaciones de infecciones, cuando corresponda.
Prueba de embarazo, si es necesario, y asesoramiento sobre fertilidad y preservación de la fertilidad, si corresponde.
Para adolescentes y adultos jóvenes, se recomienda asesoramiento para dejar de fumar, de consumir drogas o sustancias ilegales, de vapear y de beber alcohol.

Control de infecciones

Cuando corresponda, también podrían realizarse pruebas para detectar infecciones. Una infección oportunista es una infección que se produce con más frecuencia o es más grave porque el sistema inmunitario de una persona no funciona con normalidad. El tratamiento para la LLA puede debilitar las defensas naturales del cuerpo contra las infecciones. Se controlará a su hijo para detectar infecciones oportunistas y tratarlas, en caso de que sea necesario.

La fiebre siempre se considera una emergencia médica, y se debe evaluar a su hijo si la presenta.

Asesoramiento sobre fertilidad

Se recomienda recibir asesoramiento sobre fertilidad a todos los pacientes con LLA en niños, adolescentes y adultos jóvenes. Algunos tipos de tratamientos pueden afectar la fertilidad, que es la capacidad para tener hijos. Pregunte al equipo de atención médica de su hijo cómo el cáncer y el tratamiento del cáncer podrían cambiar su fertilidad.

Puede encontrar más información sobre la fertilidad y la preservación de la fertilidad en *NCCN Guidelines for Patients®: Cáncer en adolescentes y adultos jóvenes* disponible en NCCN.org/patientguidelines y en la aplicación NCCN Patient Guides for Cancer.

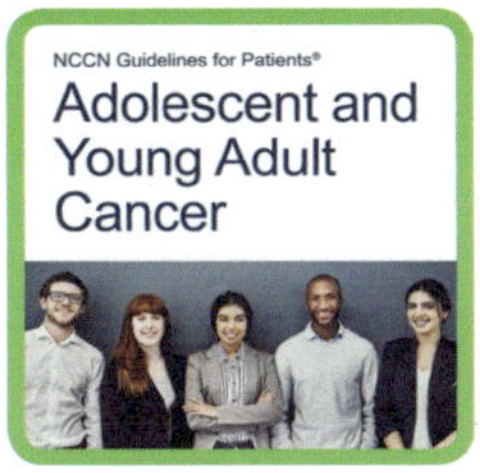

Asesoramiento general

El equipo de atención médica de su hijo también controlará su estado emocional, social y mental. Esto se llama evaluación psicosocial. Si su hijo es un adulto joven, el equipo de atención médica también le brindará asesoramiento para dejar de fumar o vapear.

“Mantenga una comunicación abierta con su hijo. Recuérdele que lo ama y que es fuerte”.

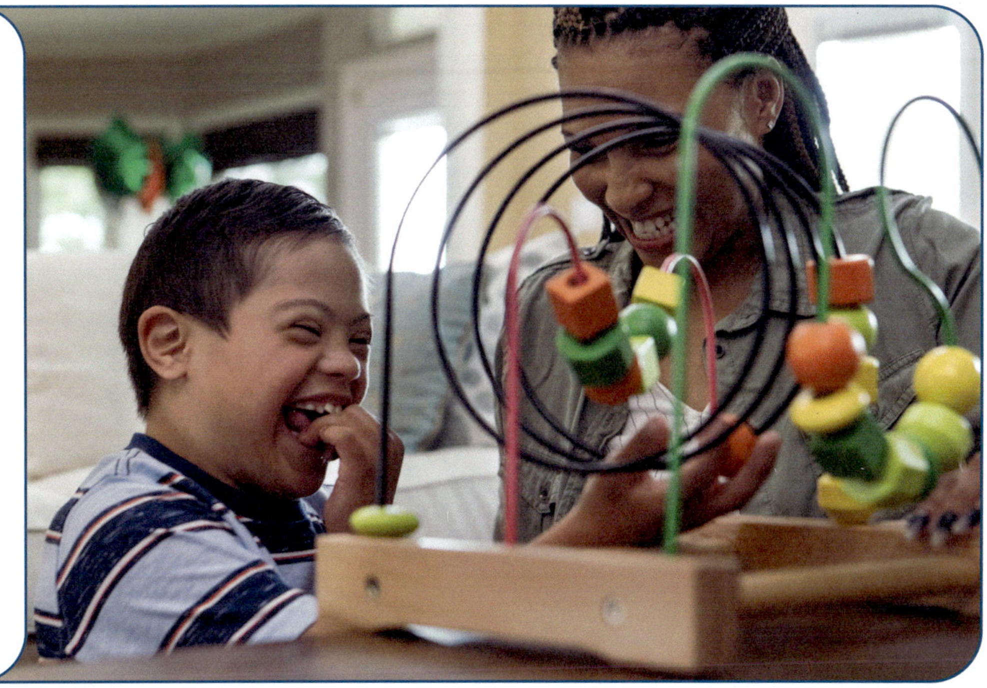

Factores de riesgo

Después de los estudios, se colocará a su hijo en un grupo de riesgo según la combinación de factores de riesgo que tenga. Entre los factores de riesgo, se incluyen los siguientes:

- Edad en el momento del diagnóstico.
- Recuento de glóbulos blancos en el momento del diagnóstico.
- Ciertas mutaciones, translocaciones, deleciones y reordenamientos genéticos o cromosómicos.
- Si las células de leucemia están en el cerebro y el líquido cefalorraquídeo (esto se conoce como afectación del sistema nervioso central) o en los testículos.

Puntos clave

- Se realizarán estudios de diagnóstico por imágenes, un examen físico y otras pruebas para preparar a su hijo para el tratamiento.
- Las células de leucemia pueden llegar al líquido cefalorraquídeo que rodea la columna vertebral o el cerebro. Se realizará una punción lumbar (punción de la médula espinal) para ver si el cáncer está en esa área. La leucemia linfoblástica aguda (LLA) también puede llegar a lugares fuera de la sangre, como los testículos.
- Los análisis de sangre se realizan para comprobar si hay signos de la enfermedad y pueden ayudar a mostrar el funcionamiento de los órganos.
- A su hijo se le colocará un dispositivo de acceso venoso central, que le permitirá al equipo de atención médica administrarle líquidos, productos sanguíneos, medicamentos y más.
- Se brindará asesoramiento, que puede ayudar a su hijo antes, durante y después del tratamiento.

Preguntas para hacer

- ¿Qué estudios recomienda para mi hijo?
- ¿Los estudios se realizan todos el mismo día? ¿Cuánto tiempo tomarán los estudios?
- ¿Quién me explicará los resultados de los estudios y cuándo?
- ¿Pagará mi seguro todos los estudios?
- ¿Puede explicarme más sobre qué tipo de LLA indican los estudios que tiene mi hijo?

4

Tipos de tratamiento

Hay más de un tratamiento para la leucemia linfoblástica aguda (LLA) en niños y adolescentes. Este capítulo presenta una descripción general de los tipos de tratamiento y qué puede esperar. No todas las personas reciben el mismo tratamiento. No obstante, la quimioterapia combinada es el tratamiento estándar para la LLA en niños, adolescentes y adultos jóvenes.

¿Qué es el tratamiento sistémico?

El tratamiento sistémico es una terapia que actúa en todo el cuerpo. Las terapias se trasladan por el torrente sanguíneo para atacar las células cancerosas en todo el cuerpo. La quimioterapia y el tratamiento dirigido son tipos de tratamiento sistémico.

Un **esquema** terapéutico es un plan de tratamiento que describe la dosis específica, el cronograma y la duración de la terapia. Todos los tratamientos que se mencionan en esta guía están recomendados y son adecuados. Cuando resulta útil, los expertos de NCCN también asignan un nivel de preferencia a sus recomendaciones de tratamientos sistémicos:

- Los **tratamientos preferidos** son los que cuentan con más pruebas de que pueden funcionar mejor y ser más seguros que otros.
- Los **otros tratamientos recomendados** pueden proporcionar resultados eficaces, pero puede haber menos pruebas, más efectos secundarios o es posible que no funcionen tan bien como los preferidos.
- **En algunos casos, hay tratamientos específicos** que funcionan mejor para individuos con determinadas características del cáncer o circunstancias de salud.

Todos los esquemas terapéuticos incluyen tratamiento sistémico o terapia intratecal

El **tratamiento sistémico** es una terapia que trata todo el cuerpo (como la quimioterapia).

La **terapia intratecal** se inyecta en el líquido cefalorraquídeo, que rodea el cerebro y la columna vertebral. Esto permite que la terapia llegue a estas áreas, que otros tratamientos no logran alcanzar.

En los capítulos posteriores, se describen los tratamientos específicos que se recomiendan para los diferentes subtipos de leucemia linfoblástica aguda (LLA). Se indicará si el tratamiento sistémico es un esquema preferido.

Quimioterapia combinada

La quimioterapia es el tratamiento estándar para niños y adolescentes con LLA. Muchas quimioterapias se administran juntas, lo que se conoce como poliquimioterapia o esquema de quimioterapia con múltiples fármacos.

Las quimioterapias suelen combinarse porque cada quimioterapia funciona de manera distinta para matar las células cancerosas. Las quimioterapias también se combinan con otros tipos de tratamientos (como el tratamiento dirigido).

Cabe destacar que cada tipo de quimioterapia puede causar también efectos secundarios diferentes. El equipo de atención médica de su hijo lo controlará durante todo el tratamiento para ayudar a manejar efectos secundarios o molestias. Hable con el equipo de atención médica sobre los tipos de quimioterapia que recibirá su hijo, cuándo se la administrarán y qué efectos secundarios podría tener.

Los fármacos de quimioterapia más comunes usados para tratar la LLA en niños y adolescentes se mencionan en la **Guía 4**. Podrán usarse otros tipos de quimioterapia según el tipo de LLA que tenga su hijo y cómo este responda al tratamiento.

Quimioterapia intratecal

Todos los planes de tratamiento para LLA en niños, adolescentes y adultos jóvenes incluyen un tipo de quimioterapia llamada quimioterapia intratecal. La quimioterapia intratecal se inyecta en el líquido cefalorraquídeo incluso si no se encuentran células de leucemia allí. Se administra para que la quimioterapia llegue al cerebro y la médula espinal, algo que no todas las demás quimioterapias estándares pueden hacer. Algunos planes de tratamiento incluyen quimioterapias intratecales durante todo el tratamiento, y otros no las incluyen en la terapia de mantenimiento de las últimas fases. Dado que este tratamiento se administra para evitar que la LLA se extienda al sistema nervioso central (SNC), se denomina tratamiento profiláctico o profilaxis del SNC.

Si la LLA se encuentra en el SNC de su hijo en el momento del diagnóstico, es posible que necesite más quimioterapia intratecal o radioterapia en el cerebro.

Guía 4
Medicamentos de quimioterapia para LLA en niños, adolescentes y adultos jóvenes

- Vincristina
- Ciclofosfamida
- Citarabina
- Mercaptopurina
- Metotrexato
- Daunorrubicina
- Doxorrubicina
- Nelarabina
- Pegaspargasa y calaspargasa
- Tioguanina

Corticoides

Los corticoides ayudan a matar células de la LLA, y son una parte importante de todos los esquemas terapéuticos para la LLA en niños, adolescentes y adultos jóvenes. Por lo general, se combinan con quimioterapia como parte del tratamiento con quimioterapia. Los corticoides que podría recibir su hijo se mencionan en la **Guía 5**.

Guía 5
Corticoides para LLA en niños, adolescentes y adultos jóvenes

- Dexametasona
- Prednisona
- Hidrocortisona

Tratamiento dirigido e inmunoterapia

El tratamiento dirigido es un tipo de tratamiento que aborda características específicas o únicas de las células cancerosas. Existen muchos tipos diferentes de tratamientos dirigidos, y algunos también se consideran inmunoterapias.
La inmunoterapia es un tipo de tratamiento que utiliza el sistema inmunitario para detectar y matar las células cancerosas.

Guía 6
Tratamientos dirigidos para LLA en niños, adolescentes y adultos jóvenes

Tratamientos	¿Este tratamiento es una inmunoterapia?
• Dasatinib (Sprycel)	No
• Imatinib (Gleevec)	No
• Bortezomib (Velcade)	No
• Revumenib (Revuforj)	No
• Venetoclax (Venclexta)	No
• Ruxolitinib (Jakafi)	No
• Blinatumomab (Blincyto)	Sí
• Inotuzumab ozogamicina (Besponsa)	Sí
• Daratumumab (Darzalex)	Sí
• Tisagenlecleucel (Kymriah)	Sí*

* El tisagenlecleucel es un tratamiento con linfocitos T CAR.

En la **Guía 6**, se mencionan las opciones de tratamientos dirigidos que se usan para tratar la LLA en niños, adolescentes y adultos jóvenes, y se describe qué tratamientos dirigidos también son inmunoterapias. El tipo de tratamiento dirigido que reciba su hijo depende de los cambios genéticos de las células de LLA y el tipo de LLA que tenga.

¿Qué es un inhibidor de la tirosina cinasa?

Un inhibidor de la tirosina cinasa (TKI) es un tipo de tratamiento dirigido que se usa para tratar ciertos tipos de LLA en niños, adolescentes y adultos jóvenes. Los niños y adolescentes con ciertos cambios genéticos pueden recibir TKI en combinación con otras terapias.

Ensayos clínicos

Converse con el médico de su hijo para evaluar si tiene sentido que participe en un ensayo clínico. Los ensayos clínicos ofrecen opciones que podrían ser más eficaces para curar la LLA y causar menos efectos secundarios.

Un ensayo clínico es un tipo de estudio de investigación médica. Después de desarrollar y analizar en un laboratorio nuevas formas posibles de combatir el cáncer, es necesario estudiarlas en las personas.

Si en un ensayo clínico se determina que un fármaco, un dispositivo o un método de tratamiento es seguro y eficaz, es posible que lo apruebe la FDA de Estados Unidos.

Todas las personas con cáncer deben considerar atentamente todas las opciones de tratamiento que existen para tratar su tipo de cáncer, incluidos los tratamientos habituales y los ensayos clínicos. Converse con el médico para evaluar si tiene sentido que su hijo participe en un ensayo clínico.

Fases

La mayoría de los ensayos clínicos sobre el cáncer se centran en el tratamiento y se realizan por fases.

- En los ensayos de **fase 1**, se estudian la seguridad y los efectos secundarios de un fármaco en investigación o un método de tratamiento.
- En los ensayos de **fase 2**, se evalúa el grado en que un fármaco o método actúa contra un tipo de cáncer específico.
- En los ensayos de **fase 3**, se evalúa el fármaco o el método en comparación con el tratamiento estándar. Si los resultados son buenos, podría ser aprobado por la FDA.
- Los ensayos de **fase 4** estudian la seguridad y el beneficio a largo plazo de un tratamiento aprobado por la FDA.

¿Quién puede inscribirse?

Depende de las normas del ensayo clínico, denominadas criterios de elegibilidad. Las normas podrían referirse a la edad, el tipo y el estadio del cáncer, los antecedentes de tratamiento o el estado de salud general. Estos garantizan que los participantes se asemejen en formas específicas y que el ensayo sea lo más seguro posible para los participantes.

Consentimiento informado

Un equipo de investigación administra los ensayos clínicos. Este grupo de expertos revisará el estudio con usted en detalle, incluidos el propósito, y los riesgos y beneficios de participar. Toda esta información también se proporciona en un formulario de consentimiento informado. Lea el formulario detenidamente y haga preguntas antes de firmarlo. Tómese el tiempo que necesite para conversar con personas de su confianza. Tenga en cuenta que su hijo puede dejar el ensayo clínico y recibir un tratamiento fuera del ensayo clínico en cualquier momento.

Dónde buscar ensayos clínicos

En los Estados Unidos

Centros oncológicos de NCCN
NCCN.org/cancercenters

The National Cancer Institute (NCI)
cancer.gov/about-cancer/treatment/clinical-trials/search

En el mundo

The U.S. National Library of Medicine (NLM)
clinicaltrials.gov

¿Necesita ayuda para buscar un ensayo clínico?

Servicio de Información de Cáncer (Cancer Information Service, CIS) del NCI
+1 800.4.CANCER (+1 800.422.6237)
cancer.gov/contact

¿Mi hijo recibirá un placebo?

Los placebos (versiones inactivas de medicamentos reales) casi nunca se usan solos en los ensayos clínicos sobre el cáncer. Es común recibir el placebo con el tratamiento habitual o el medicamento nuevo con el tratamiento estándar. Antes de inscribir a su hijo, se le informará, verbalmente y por escrito, si el ensayo clínico tiene previsto el uso de un placebo.

¿Los ensayos clínicos son gratuitos?

No tiene que pagar nada para inscribirse en un ensayo clínico. El patrocinador del estudio paga los costos relacionados con la investigación, incluido el fármaco del estudio. Pero es posible que tenga que pagar otros servicios, como transporte o servicios de cuidado infantil, debido a las consultas adicionales. Durante el ensayo, su hijo continuará recibiendo la atención habitual contra el cáncer. Este tipo de atención a menudo está cubierta por el seguro.

Radioterapia

Su hijo puede recibir radioterapia dirigida al cerebro (irradiación craneal) si tiene leucemia en el SNC. En la radioterapia, se utiliza radiación de alta energía para destruir las células cancerosas y reducir el tamaño de los tumores. Se administra durante un período específico.

Dado que la LLA puede encontrarse a veces en los testículos, la radioterapia podría administrarse en esta zona. Podría administrarse la radioterapia dirigida a los testículos si su hijo tiene enfermedad testicular en el momento del diagnóstico que aún está presente después de la terapia de inducción.

La irradiación corporal total es otro tipo de radioterapia. Es radiación en todo el cuerpo que puede aplicarse en determinadas situaciones.

El equipo de atención médica de su hijo

El tratamiento de la LLA requiere un abordaje en equipo. El equipo de su hijo podría incluir a los siguientes especialistas:

- **Un oncólogo pediátrico**, que es un médico que diagnostica y trata el cáncer en niños, adolescentes y adultos jóvenes.
- **Un especialista en salud infantil**, que es un proveedor de atención médica que ayuda a los niños y adolescentes en experiencias médicas. Le permitirá a su hijo entender el diagnóstico de cáncer, lo ayudará con las molestias durante los tratamientos y las citas médicas, y le brindará apoyo.
- **Trabajadores sociales**, que son personas que ayudarán a su familia emocionalmente y con otras necesidades. También lo ayudarán a encontrar recursos para pagar el tratamiento y ayudarán a su hijo a permanecer conectado con la escuela.
- **Enfermeros**, que son proveedores de atención médica que ayudarán a cuidar a su hijo. Ciertos enfermeros también le administrarán la quimioterapia a su hijo.
- **Médicos**, que son doctores que ayudarán con los estudios y los tratamientos. Diferentes tipos de médicos le harán los estudios necesarios a su hijo, como análisis de sangre y estudios de diagnóstico por imágenes.

Trasplante de células hematopoyéticas

Un trasplante de células hematopoyéticas reemplaza las células madre que producen sangre (hematopoyéticas) que se destruyeron con altas dosis de quimioterapia o radioterapia.

El trasplante de células hematopoyéticas también puede denominarse trasplante de células madre o trasplante de médula ósea. Esta guía hará referencia al trasplante como trasplante de células hematopoyéticas. Los trasplantes de células hematopoyéticas son tratamientos intensivos realizados en determinados centros.

Si su hijo necesita un trasplante de células hematopoyéticas, el tipo que recibirá se llama trasplante alogénico de células hematopoyéticas. Este tratamiento se administra si el cáncer no respondió bien a otros tratamientos o si estaba en remisión total y luego regresó.

Trasplante alogénico de células hematopoyéticas

El trasplante alogénico utiliza células madre sanas de otra persona (donante) para regenerar la médula ósea de su hijo. Primero, su hijo recibirá tratamiento con quimioterapia o radioterapia para eliminar cualquier célula cancerosa. Luego, recibirá una infusión de células madre sanas de un donante. Estas células formarán médula ósea nueva y sana, que a su vez producirá células sanguíneas sanas.

Posibles efectos secundarios

Después de un trasplante alogénico, hay una posibilidad de que las células del donante reaccionen contra las células de su hijo (esto se conoce como enfermedad de injerto contra huésped, o EICH). La posibilidad de EICH debe analizarse con el equipo de atención médica de su hijo, y puede manejarse con el equipo de trasplante. El equipo de atención médica también controlará las infecciones y otros efectos secundarios.

Puede encontrar más información sobre la EICH en *NCCN Guidelines for Patients*: *Enfermedad de injerto contra huésped*, disponible en NCCN.org/patientguidelines y en la aplicación NCCN Patient Guides for Cancer.

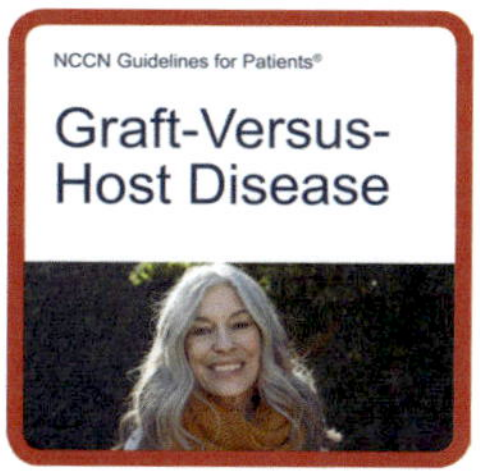

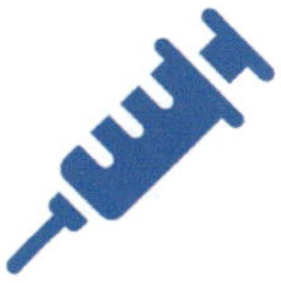

Trasplante de células hematopoyéticas

El trasplante de células hematopoyéticas es un procedimiento que reemplaza las células madre dañadas o destruidas por células madre sanas. Las células madre sanas ayudan a generar nuevas células sanguíneas.

Este trasplante es un tratamiento intenso. Por eso, su hijo recibirá un tipo particular de trasplante de células hematopoyéticas conocido como trasplante alogénico de células hematopoyéticas. El trasplante alogénico utiliza células madre sanguíneas sanas de otra persona (donante) para regenerar la médula ósea de su hijo.

Puntos clave

- Las combinaciones de quimioterapia son el tratamiento principal para la leucemia linfoblástica aguda (LLA) en niños, adolescentes y adultos jóvenes. Las quimioterapias a veces se combinan con otros tratamientos farmacológicos.
- Todos los planes de tratamiento para LLA en niños, adolescentes y adultos jóvenes incluyen un tipo de quimioterapia llamada quimioterapia intratecal. Esta se aplica para que la quimioterapia pueda llegar al cerebro y a la médula espinal.
- Los ensayos clínicos son estudios de investigación médica que brindan nuevos tratamientos a las personas. Ofrecen opciones que con suerte son más eficaces para curar la LLA y causar menos efectos secundarios. Se recomiendan los ensayos clínicos para los niños y adolescentes con LLA.
- El tratamiento dirigido se centra en características específicas o únicas de las células cancerosas, y muchos tratamientos dirigidos se usan para tratar la LLA en niños, adolescentes y adultos jóvenes. Algunos tratamientos dirigidos disponibles también son inmunoterapias (es decir, usan el sistema inmunitario para combatir el cáncer).
- Un trasplante de células hematopoyéticas podría ser una opción de tratamiento cuando el cáncer no respondió bien al tratamiento o regresó después de haber entrado en remisión inicialmente. Este trasplante sustituye las células madre dañadas de la médula ósea por células madre sanas.

Preguntas para hacer

- ¿Qué tratamientos recomienda y por qué?
- ¿Qué opciones de ensayos clínicos están disponibles?
- ¿Qué efectos secundarios podríamos esperar del tratamiento?
- ¿Cómo se tratarán los efectos secundarios? ¿Qué debemos tener en cuenta?
- ¿Existen recursos que ayuden a pagar el tratamiento u otros cuidados que pueda necesitar mi hijo?

5

Fases de tratamiento

Su hijo recibirá tratamiento durante diferentes períodos o fases. La primera fase de tratamiento se llama terapia de inducción. Hay 3 fases principales de tratamiento: terapia de inducción, terapia de consolidación y terapia de mantenimiento.

¿Cuáles son las diferentes fases de tratamiento?

Estas son las 3 fases principales de tratamiento para la leucemia linfoblástica aguda (LLA) en niños, adolescentes y adultos jóvenes:

- Terapia de inducción
- Terapia de consolidación
- Terapia de mantenimiento

Cabe destacar que no todos los médicos utilizan los mismos términos cuando hablan del tratamiento.

La cantidad de fases de tratamiento y el tipo de quimioterapia que recibe su hijo depende del tipo de LLA que tenga y de cómo funcionaron las primeras fases de tratamiento.

Terapia de inducción

La terapia de inducción es la primera fase del tratamiento. El tratamiento es una combinación de quimioterapias (llamada poliquimioterapia). Es probable que su hijo pase un tiempo en el hospital durante parte de este tratamiento.

Después de la terapia de inducción, el equipo de atención médica de su hijo lo controlará para ver cómo respondió el cáncer al tratamiento; para eso, hará otro estudio de médula ósea. El **esquema terapéutico** (plan de tratamiento) que recibe para la terapia de consolidación podría depender de si el cáncer está en remisión completa.

Fases principales del tratamiento de la LLA en niños, adolescentes y adultos jóvenes

1. **Terapia de inducción**

La primera fase del tratamiento. La terapia de inducción se realiza para matar tantas células cancerosas como sea posible. La meta de la terapia de inducción es que la LLA entre en **remisión** (el cáncer está en remisión cuando los signos y síntomas disminuyen o desaparecen).

2. **Terapia de consolidación**

Es la segunda fase del tratamiento. A veces se llama terapia de intensificación. La terapia de consolidación es el tratamiento continuado administrado para matar más células cancerosas.

3. **Terapia de mantenimiento**

Es la última fase del tratamiento, que por lo general es la más larga. El objetivo de la terapia de mantenimiento es eliminar toda la leucemia del cuerpo.

Detección de células cancerosas residuales después del tratamiento

Pueden usarse análisis de laboratorio sensibles para medir la cantidad de células de leucemia que podrían quedar después del tratamiento. Esto se conoce como detección de enfermedad residual mínima (ERM). La enfermedad residual mínima es la cantidad muy pequeña de células cancerosas que quedaron en el cuerpo durante o después del tratamiento del cáncer. No obstante, no todas las enfermedades residuales mínimas pueden detectarse con estudios, lo que significa que aún podría haber células de leucemia residuales incluso si el estudio da un resultado negativo.

Durante el resto del tratamiento, se controlarán los análisis de laboratorio para ver cómo responde el cáncer a la terapia.

Terapia de consolidación

Después de la terapia de inducción, su hijo recibirá otra fase de tratamiento de quimioterapia para eliminar todas las células de leucemia que podrían quedar aún. Según el tipo de cáncer, también podría recibir inmunoterapia, que usa el sistema inmunitario del cuerpo para matar células cancerosas. La duración de esto o de cualquier otra fase de tratamiento puede variar. Los tratamientos se basan en factores como la edad, la respuesta de la LLA al tratamiento y los factores de riesgo.

Terapia de mantenimiento

La terapia de mantenimiento, a veces llamada continuación de la terapia, es la fase final y más prolongada del tratamiento de la LLA en niños, adolescentes y adultos jóvenes. El tratamiento es menos intensivo que la quimioterapia previa, pero es muy importante para curar a largo plazo la LLA de su hijo.

"No olvide cuidarse mientras cuida de su hijo. Es fácil estar completamente inmerso en su cuidado y no hacer nada por usted. Dedíquese tiempo siempre que sea posible. Es sano y le permitirá estar fuerte para su hijo".

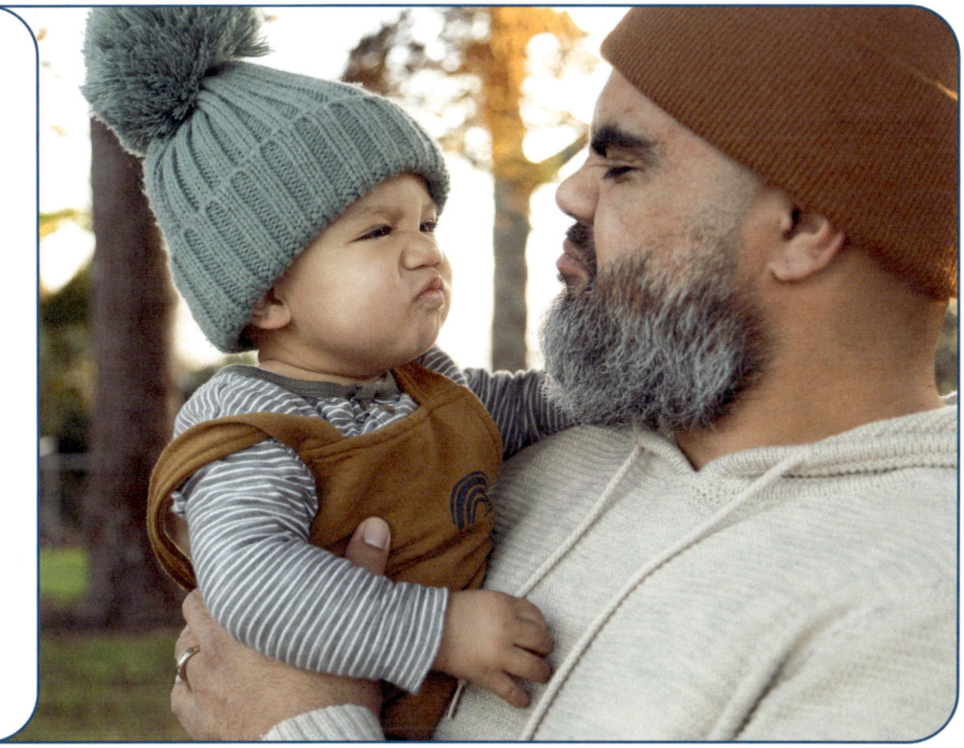

Período de observación y control

El período de observación y control es el momento en el que el equipo de atención médica controla cambios en el estado de su hijo después de terminar el tratamiento. Este período también se llama **vigilancia**. El equipo de atención médica también controlará para detectar cáncer y otros efectos secundarios.

Tipos de respuesta al tratamiento

Después de administrado el tratamiento, el equipo de atención médica de su hijo controlará para ver cómo respondió el cáncer al tratamiento. El cáncer podría:

- estar en remisión (desapareció);
- ser recidivante (desapareció pero luego regresó);
- ser resistente al tratamiento (no mejoró después de la terapia de inducción);
- estar progresando (creció o se diseminó).

Remisión

La remisión ocurre cuando los síntomas de una enfermedad, como el cáncer, disminuyen o desaparecen. La remisión puede ser a corto plazo (temporal) o de larga duración (permanente).

La remisión parcial significa que los signos y síntomas del cáncer han disminuido después del tratamiento. Una remisión completa significa que desaparecieron todos los signos y síntomas del cáncer.

En una remisión completa, se deben cumplir los siguientes puntos:

- No debe haber signos y síntomas de cáncer fuera de la médula ósea (su hijo no tiene inflamación de los ganglios linfáticos, inflamación del bazo o cáncer en la piel, las encías, los testículos y el sistema nervioso central).
- No se encuentran linfoblastos en la sangre.
- Hay una cantidad muy pequeña de linfoblastos en la médula ósea (menos de 5 linfoblastos por cada 100 células sanguíneas, o el 5 %).
- El recuento de células sanguíneas se ha recuperado.
- El cáncer no ha reaparecido en 4 semanas.

Enfermedad progresiva

Cuando la cantidad de linfoblastos aumenta en la sangre o en la médula ósea durante el tratamiento, se habla de enfermedad progresiva. La LLA se considera progresiva cuando el cáncer se disemina a otras áreas o cuando la cantidad de blastos en la sangre o en la médula ósea aumenta en, al menos, un 25 %.

Puntos clave

- Hay 3 fases principales de tratamiento para la LLA: terapia de inducción, terapia de consolidación y terapia de mantenimiento.
- El equipo de atención médica controlará a su hijo durante y entre fases de tratamiento para ver cómo responde el cáncer al tratamiento.
- La terapia de inducción es la primera fase del tratamiento. El tratamiento es una combinación de quimioterapias.
- Después de la terapia de inducción, su hijo pasará a la fase de consolidación. La meta de esta fase de tratamiento es eliminar las células de leucemia remanentes.
- La terapia de mantenimiento, o la continuación de la terapia, es muy importante y es la fase final y más larga del tratamiento para la LLA en niños, adolescentes y adultos jóvenes.
- El período de vigilancia y control es el momento en el que el equipo de atención médica controla cambios en el estado de su hijo después de terminar la terapia.
- Después del tratamiento, el cáncer puede estar en remisión (desapareció), puede ser recidivante (desapareció pero luego regresó), puede ser resistente al tratamiento (no mejoró después de la terapia de inducción), o puede estar progresando (creció o se diseminó).

Preguntas para hacer

- ¿Cuánto tiempo recibirá mi hijo la terapia de inducción?
- ¿Cuánto tiempo llevará hacer las pruebas entre las fases de tratamiento?
- ¿Qué tratamientos se realizan en el hospital? ¿Algún tratamiento puede realizarse en la casa?
- ¿Quién será mi punto de contacto durante cada fase de tratamiento?
- ¿Cuánto dura el tratamiento en general?

¿Cuál es el siguiente paso?

Las opciones de tratamiento para la LLA se basan en el tipo de LLA que tenga su hijo, si el cáncer implica un riesgo estándar o alto, y si su hijo tiene la LLA B *BCR::ABL1* positiva o *BCR::ABL1* negativa. Los últimos tratamientos se basan en la respuesta al primer tratamiento; esto se averigua mediante la enfermedad residual mínima (ERM). La ERM es la cantidad pequeña de células cancerosas medibles que quedan en el cuerpo después del tratamiento.

6

Tratamientos para LLA B *BCR::ABL1* negativa o similar a *BCR::ABL1*

En este capítulo, se explican los tratamientos para niños y adolescentes con leucemia linfoblástica aguda de linfocitos B (LLA B) *BCR::ABL1* negativa o similar a *BCR::ABL1*. Con este tipo de cáncer, no se encuentra el gen *BCR::ABL1*. Es importante saber si su hijo tiene este gen o no, ya que esto definirá qué tratamiento recibirá.

¿Cómo se trata la LLA B *BCR::ABL1* negativa?

El tratamiento que reciba su hijo se basa en si tiene leucemia linfoblástica aguda (LLA) de riesgo estándar o alto. Para averiguar si la LLA es de riesgo estándar o alto, el equipo de atención médica de su hijo le controlará el recuento de glóbulos blancos y su edad en el momento del diagnóstico. Además, hay otras características que podrían influir en el riesgo. Antes de iniciar el tratamiento, se clasificará a su hijo en un grupo de riesgo.

Según el Children's Oncology Group (también conocido como COG):

- la LLA de riesgo estándar incluye a niños de entre 1 y 10 años de edad con un recuento de glóbulos blancos más bajo;
- la LLA de riesgo alto incluye a niños y adolescentes de 10 años de edad y más con un recuento de glóbulos blancos más alto. También se considera de riesgo alto tener enfermedad testicular, enfermedad del sistema nervioso central o haber realizado un tratamiento anterior con corticoides.

Es probable que las personas del mismo grupo de riesgo respondan al tratamiento de la misma manera. Por ello, los médicos suelen utilizar los grupos de riesgo para planificar el tratamiento.

Primer tratamiento: terapia de inducción

Para los niños y adolescentes en ambos grupos de riesgo con LLA B *BCR::ABL1* negativa o similar a *BCR::ABL1*, las opciones de tratamiento son similares. La opción de tratamiento preferida para la terapia de inducción es un ensayo clínico. Si no hay uno disponible o si prefiere no tratar a su hijo en un ensayo clínico, se usará un esquema de quimioterapia estándar. En la **Guía 7**, se muestran estas opciones de terapia de inducción.

Los niños y adolescentes recibirán diferentes combinaciones de quimioterapia según el grupo de riesgo en el que estén. Cabe destacar que todos los esquemas de terapia de inducción incluyen una combinación de quimioterapias. Existen muchas opciones diferentes de esquemas terapéuticos para la LLA.

Después de terminar la terapia de inducción, el equipo de atención médica de su hijo controlará para ver cómo respondió el cáncer al tratamiento. El objetivo de la terapia de inducción es que el

Guía 7
Opciones de terapia de inducción para LLA B *BCR::ABL1* negativa o similar a *BCR::ABL1*

- Ensayo clínico (preferido)
- Esquema de quimioterapia

cáncer entre en remisión completa. Después de averiguar si esto se logró, su hijo comenzará la siguiente fase de tratamiento, que es la terapia de consolidación. En el *Capítulo 5: Fases de tratamiento*, se explica más sobre las diferentes respuestas al tratamiento.

Segundo tratamiento: terapia de consolidación

La terapia de consolidación que reciba su hijo dependerá de si el cáncer está en remisión completa después de la terapia de inducción.

Opciones de terapia de consolidación si el cáncer está en remisión completa después de la terapia de inducción

En la **Guía 8**, se describen las opciones de tratamiento para cuando la LLA está en remisión completa después de la terapia de inducción.

Para entender mejor cómo respondió la leucemia a la terapia de inducción, muchos equipos también realizan un estudio de enfermedad residual mínima (ERM) cuando controlan para detectar la remisión. Con este estudio, se puede detectar niveles mucho más bajos de células de leucemia que con el estudio de detección de remisión completa. Si no se detecta ERM (no se encuentran células cancerosas después del tratamiento), el equipo de atención médica de su hijo describirá el cáncer como con ERM negativa. Si se detecta ERM (se encuentran células cancerosas después del tratamiento), se llama cáncer con ERM positiva.

Guía 8
Opciones de terapia de consolidación si la LLA B *BCR::ABL1* negativa o similar a *BCR::ABL1* está en remisión completa después de la terapia de inducción

Los estudios muestran que no hay células cancerosas remanentes (ERM negativa)	• Continuación del tratamiento más blinatumomab			
Los estudios muestran que hay células cancerosas remanentes (ERM positiva)	• Ensayo clínico (preferido) • Esquema de quimioterapia intensificado más blinatumomab	→ El equipo de atención médica de su hijo lo controlará para ver cómo respondió el cáncer al tratamiento (estudio de ERM).	→	• Si el estudio muestra un resultado de ERM negativa, el tratamiento es quimioterapia y blinatumomab. • Si el estudio muestra un resultado de ERM positiva, las opciones de tratamiento son un ensayo clínico (preferido), un esquema de quimioterapia y blinatumomab.

Opciones de terapia de consolidación si el cáncer no está en remisión completa después de la terapia de inducción

Si la terapia de inducción no permitió una remisión completa, el equipo de atención médica de su hijo le administrará más tratamiento. El cáncer que no respondió al tratamiento se conoce como cáncer resistente al tratamiento. En la **Guía 9**, se describen opciones de tratamiento para este tipo de cáncer.

> **“¡Organícese! Anote información y revísela para entender toda la atención que recibe su hijo. Esta será una buena forma de plantear preguntas”.**

Guía 9
Opciones de tratamiento para LLA B *BCR::ABL1* negativa o similar a *BCR::ABL1* resistente al tratamiento

Tratamiento				Terapia de consolidación
• Ensayo clínico (preferido) • Tratamiento sistémico • Blinatumomab • Tisagenlecleucel • Inotuzumab ozogamicina	→	El equipo de atención médica de su hijo controlará para ver cómo respondió el cáncer al tratamiento.	→	• Si hay una remisión completa: trasplante de células hematopoyéticas • Terapia diferente o mejor tratamiento complementario

Tercer tratamiento: terapia de mantenimiento

Su hijo recibirá terapia de mantenimiento después de la fase de consolidación. Suele ser la fase más larga del tratamiento y menos intensa que las anteriores.

Si el cáncer está en remisión, entonces se administrará quimioterapia de mantenimiento. Un trasplante de células hematopoyéticas también es una opción en algunos casos (**Guía 10**).

Si el cáncer no está en remisión completa, se tratará a su hijo por cáncer resistente al tratamiento. En la **Guía 9** de la página 39, se describen estas opciones de tratamiento.

Después de la terapia de mantenimiento: vigilancia y control

Después de la terapia de mantenimiento o de un trasplante, si el cáncer está en remisión completa, se controlará a su hijo y este entrará en la fase de vigilancia del tratamiento. Esta se describe en la **Guía 11**.

Guía 10
Opciones de terapia de mantenimiento para LLA B *BCR::ABL1* negativa o similar a *BCR::ABL1*

- Esquema de quimioterapia.
- Trasplante de células hematopoyéticas (para niños y adolescentes con cáncer que no estaba en remisión completa después de la terapia de inducción).

Es muy importante que su hijo siga tomando su medicamento según lo prescrito sin omitir ni saltear ninguna dosis. Esto permite evitar una recidiva.

Si el cáncer regresa después de una remisión completa

Si el cáncer de su hijo regresa después de un período de remisión, esto se conoce como recidiva. El objetivo del tratamiento después de una recidiva es volver a lograr la remisión.

Las opciones de tratamiento se basan en la cantidad de tiempo desde el diagnóstico hasta la recidiva. Los tratamientos también se basan en si el cáncer se encuentra en la médula ósea (recidiva medular aislada), en áreas que no sean la médula ósea (recidiva extramedular aislada), o en la médula ósea y otras áreas (recidiva combinada).

Después de que a su hijo se le realicen estudios del gen *BCR::ABL1* para asegurarse de que aún tiene LLA B *BCR::ABL1* negativa o similar a *BCR::ABL1*, este recibirá tratamiento. La mayoría de los planes de tratamiento para un cáncer recidivante eventualmente conducen a un trasplante de células hematopoyéticas.

Guía 11
Vigilancia y control de la LLA

Vigilancia	1 año después del tratamiento →	Cada 1 a 4 meses, su hijo recibirá lo siguiente: • Examen físico y examen testicular • Hemograma completo (HC) con fórmula leucocitaria • Prueba de la función hepática hasta normalizar los niveles
	2 años después del tratamiento →	Cada 2 a 6 meses, su hijo recibirá lo siguiente: • Examen físico y examen testicular • HC con fórmula leucocitaria
	3 años después del tratamiento →	Cada 6 a 12 meses, o según la necesidad, su hijo recibirá lo siguiente: • Examen físico y examen testicular • HC con fórmula leucocitaria
Estudios adicionales	• Aspiración de médula ósea y estudio del líquido cefalorraquídeo si el equipo de atención médica de su hijo considera que el cáncer podría haber regresado.	
Control de efectos secundarios tardíos	• Ecocardiograma (prueba cardíaca) de ser necesario. • Estudio neuropsicológico de ser necesario para detectar problemas neurológicos. • Control del peso (los pacientes con antecedentes de LLA en la niñez tienen mayor riesgo de desarrollar obesidad). • Consulte las *Pautas de seguimiento a largo plazo para supervivientes de cánceres en niños, adolescentes y adultos jóvenes* del Children's Oncology Group (COG) en survivorshipguidelines.org. • Consulte las *NCCN Guidelines for Patients: Cáncer en adolescentes y adultos jóvenes* en NCCN.org/patientguidelines.	

Opciones de tratamiento para las primeras recidivas

Las opciones de tratamiento para las primeras recidivas que ocurrieron temprano o más tarde son un ensayo clínico (preferido) o un tratamiento sistémico. Después de estos tratamientos, el equipo de atención médica de su hijo controlará para ver cómo respondió el cáncer al tratamiento. Luego, se administrará la terapia de consolidación. Consulte la **Guía 12** para obtener información sobre qué tratamientos se administran después de la primera recidiva.

Opciones de tratamiento cuando sucede una primera recidiva después de un trasplante de células hematopoyéticas

Estas con las opciones de tratamiento para una recidiva que sucede después de un trasplante de células hematopoyéticas:

- Ensayo clínico (preferido)
- Tratamiento sistémico
- Blinatumomab
- Tisagenlecleucel (tratamiento con linfocitos T CAR)

Guía 12
Opciones de tratamiento para las primeras recidivas: LLA B *BCR::ABL1* negativa o similar a *BCR::ABL1*

Respuesta después del tratamiento con un ensayo clínico o un tratamiento sistémico:			Terapia de consolidación
La LLA está en remisión completa y los estudios muestran una ERM negativa	• Ensayo clínico (preferido) • Quimioterapia • Blinatumomab	➡	• En caso de primera recidiva temprana: trasplante de células hematopoyéticas • En caso de primera recidiva tardía: quimioterapia de mantenimiento o pensar en trasplante de células hematopoyéticas
La LLA está en remisión completa, pero los estudios muestran una ERM positiva	• Ensayo clínico (preferido) • Quimioterapia • Blinatumomab • Tisagenlecleucel • Inotuzumab ozogamicina	➡	• Trasplante de células hematopoyéticas
La LLA no está en remisión completa	• Ensayo clínico (preferido) • Tratamiento sistémico • Blinatumomab • Tisagenlecleucel • Inotuzumab ozogamicina	➡	• Si hay una remisión completa: trasplante de células hematopoyéticas • Si no hay una remisión completa: terapia diferente o mejor tratamiento complementario

- Inotuzumab ozogamicina

El equipo de atención médica controlará para ver cómo respondió el cáncer al tratamiento y luego su hijo recibirá terapia de consolidación.

- Si el cáncer está en remisión completa, entonces su hijo podría recibir un segundo trasplante de células hematopoyéticas.
- Si el cáncer no está en remisión completa, entonces el tratamiento será una de las opciones mencionadas en la próxima sección.

Si el cáncer no responde al tratamiento o regresa más de una vez

Las opciones de tratamiento para recidivas múltiples son las mismas que para el cáncer resistente al tratamiento (**Guía 9** en la página 39). Estas opciones incluyen lo siguiente:

- Ensayo clínico (preferido)
- Tratamiento sistémico
- Blinatumomab
- Tisagenlecleucel (tratamiento con linfocitos T CAR)
- Inotuzumab ozogamicina

Antes de comenzar la terapia de consolidación, el equipo de atención médica de su hijo controlará para ver cómo respondió el cáncer al tratamiento.

- Si el cáncer está en la remisión completa, su hijo recibirá un trasplante de células hematopoyéticas.
- Si el cáncer no está en remisión completa, entonces el tratamiento podría ser otra terapia o tratamiento complementario.

Puntos clave

- La leucemia linfoblástica aguda de linfocitos B (LLA B) *BCR::ABL1* negativa y similar a *BCR::ABL1* son tipos de LLA B en la que no está presente el gen *BCR::ABL1*.
- La terapia de inducción es la primera fase del tratamiento, que puede administrarse con un ensayo clínico (preferido) o un esquema de quimioterapia.
- La terapia de consolidación que reciba su hijo dependerá de si el cáncer está en remisión completa después de la terapia de inducción.
- Si el cáncer no está en remisión completa después de la terapia de consolidación, se tratará a su hijo por cáncer resistente al tratamiento.
- Si el cáncer está en remisión completa después de la terapia de consolidación, se tratará a su hijo con terapia de mantenimiento.
- Existen opciones de tratamiento en caso de que el cáncer regrese (recidiva).

Preguntas para hacer

- ¿Cómo afecta el grupo de riesgo de mi hijo a las opciones de tratamiento?
- ¿Es importante el orden de los tratamientos?
- ¿Qué debería hacer si mi hijo omite o saltea una dosis del tratamiento?
- ¿Por qué un ensayo clínico es la opción preferida para este tipo de LLA B?
- ¿Qué servicios hay disponibles para ayudarnos en estos momentos tan estresantes?

7

Tratamientos para la LLA B *BCR::ABL1* positiva

La leucemia linfoblástica aguda de linfocitos B (LLA B) *BCR::ABL1* positiva existe cuando el cáncer tiene el gen *BCR::ABL1*. El tratamiento por lo general es una combinación de quimioterapias y un inhibidor de la tirosina cinasa (TKI), que es un tipo de tratamiento dirigido.

¿Qué tratamientos se administran para la LLA B *BCR::ABL1* positiva?

El tratamiento para la leucemia linfoblástica aguda de linfocitos B (LLA B) *BCR::ABL1* positiva por lo general es una combinación de terapias que incluye tratamientos dirigidos (generalmente, inhibidores de la tirosina cinasa, también conocidos como TKI) y quimioterapias. El tratamiento puede realizarse como parte de un ensayo clínico, que es la opción preferida cuando está disponible, o como parte de la atención oncológica habitual.

Primer tratamiento: terapia de inducción

La terapia de inducción es una combinación de terapias. La opción de tratamiento preferida es un ensayo clínico que incluye un TKI, pero también puede administrarse un esquema de quimioterapia más un TKI (**Guía 13**).

Estos son los TKI que su hijo podría recibir como parte de un esquema terapéutico:

- Imatinib (Gleevec)
- Dasatinib (Sprycel)

Después de terminar la terapia de inducción, el equipo de atención médica de su hijo lo controlará para ver cómo respondió el cáncer al tratamiento (consulte el *Capítulo 5: Fases de tratamiento* para obtener más información sobre las respuestas al tratamiento). Con los estudios, se buscará enfermedad residual mínima (ERM), que existe cuando queda una pequeña cantidad de células cancerosas en el cuerpo durante o después del tratamiento. Cuando no se detecta ERM, el equipo de atención médica de su hijo describirá el cáncer como ERM negativa. Cuando se encuentra ERM, se denomina cáncer con ERM positiva. Después de que el equipo de atención médica de su hijo averigua cómo respondió el cáncer al tratamiento, su hijo comenzará la próxima fase de tratamiento.

Segundo tratamiento: terapia de consolidación

Antes de iniciar la fase de consolidación del tratamiento, se clasificará a su hijo en un grupo de riesgo. El riesgo se basa en muchos factores diferentes, entre ellos, cuánta ERM queda después de la terapia de inducción. Un grupo de riesgo definirá qué tratamiento tiene la mejor posibilidad de ayudar a que el cáncer entre en remisión.

Guía 13
Opciones de terapia de inducción para la LLA B *BCR::ABL1* positiva

- Ensayo clínico más un TKI (preferida)
- Esquema de quimioterapia más un TKI

Si los estudios muestran que queda muy poco cáncer (niveles bajos de ERM), se considera que su hijo tiene una enfermedad de riesgo estándar, por lo que recibirá lo siguiente:

- Quimioterapia más blinatumomab y un TKI

Si aún quedan células cancerosas (ERM positiva) y el cáncer no está en remisión completa, entonces se considera de riesgo alto. Estas son algunas opciones de tratamiento:

- Ensayo clínico (preferido)
- Quimioterapia más blinatumomab y un TKI
- Blinatumomab y un TKI

Tercer tratamiento: terapia de mantenimiento

La terapia de mantenimiento se administra después de la fase de consolidación del tratamiento. Suele ser la fase más larga del tratamiento y menos intensa que las demás fases. La terapia de mantenimiento depende de si su hijo está en el grupo de riesgo estándar o de riesgo alto.

Estas son las opciones de tratamiento para niños y adolescentes con LLA de riesgo estándar:

- Tratamiento sistémico más un TKI
- Trasplante de células hematopoyéticas

Estas son las opciones de tratamiento para niños y adolescentes con LLA de riesgo alto:

- Trasplante de células hematopoyéticas.
  - Después de un trasplante de células hematopoyéticas, puede administrarse un TKI.

Después de la terapia de mantenimiento: vigilancia y control

Después de la terapia de mantenimiento o de un trasplante, si el cáncer está en remisión completa, se controlará a su hijo y este entrará en la fase de vigilancia del tratamiento (como se describe en la **Guía 14**).

> “Vaya a cada cita con las preguntas y dudas que tenga, y no se vaya hasta aclararlas todas”.

Guía 14
Vigilancia y control de la LLA

Vigilancia	1 año después del tratamiento →	Cada 1 a 4 meses, su hijo recibirá lo siguiente: • Examen físico y examen testicular • Hemograma completo (HC) con fórmula leucocitaria • Prueba de la función hepática hasta normalizar los niveles
	2 años después del tratamiento →	Cada 2 a 6 meses, su hijo recibirá lo siguiente: • Examen físico y examen testicular • HC con fórmula leucocitaria
	3 años después del tratamiento →	Cada 6 a 12 meses, o según la necesidad, su hijo recibirá lo siguiente: • Examen físico y examen testicular • HC con fórmula leucocitaria
Estudios adicionales	• Aspiración de médula ósea y estudio del líquido cefalorraquídeo si el equipo de atención médica de su hijo considera que el cáncer podría haber regresado.	
Control de efectos secundarios tardíos	• Ecocardiograma (prueba cardíaca) de ser necesario. • Estudio neuropsicológico de ser necesario para detectar problemas neurológicos. • Control del peso (los pacientes con antecedentes de LLA en la niñez tienen mayor riesgo de desarrollar obesidad). • Consulte las *Pautas de seguimiento a largo plazo para supervivientes de cánceres en niños, adolescentes y adultos jóvenes* del Children's Oncology Group (COG) en survivorshipguidelines.org. • Consulte las *NCCN Guidelines for Patients: Cáncer en adolescentes y adultos jóvenes* en NCCN.org/patientguidelines.	

Si el cáncer no está en remisión completa, se tratará a su hijo por enfermedad resistente al tratamiento. En la **Guía 15**, se detallan terapias para el cáncer resistente al tratamiento.

Si el cáncer regresa después de una remisión completa

Si el cáncer regresa después de un período de remisión, esto se conoce como recidiva. El objetivo del tratamiento después de una recidiva es volver a lograr la remisión. Las opciones de tratamiento se basan en la cantidad de tiempo desde el diagnóstico hasta la recidiva. Los tratamientos también se basan en si el cáncer se encuentra en la médula ósea (recidiva medular aislada), en áreas que no sean la médula ósea (recidiva extramedular aislada), o en la médula ósea y otras áreas (recidiva combinada).

Es muy importante que su hijo siga tomando su medicamento según lo prescrito sin omitir ni saltear ninguna dosis. Esto permite evitar una recidiva.

Después de que a su hijo se le realicen estudios del gen *BCR::ABL1* para asegurarse de que aún tiene LLA B *BCR::ABL1* positiva, este recibirá tratamiento. La mayoría de los planes de tratamiento para un cáncer recidivante eventualmente conducen a un trasplante de células hematopoyéticas.

Guía 15
Opciones de tratamiento para la LLA B *BCR::ABL1* positiva resistente al tratamiento

Tratamiento				Terapia de consolidación
• Ensayo clínico (preferido) • Tratamiento sistémico • Blinatumomab • Tisagenlecleucel • Inotuzumab ozogamicina	→	El equipo de atención médica de su hijo controlará para ver cómo respondió el cáncer al tratamiento.	→	• Si hay una remisión completa: trasplante de células hematopoyéticas • Si no hay una remisión completa: terapia diferente o mejor tratamiento complementario

Opciones de tratamiento para las primeras recidivas

Las opciones de tratamiento para las primeras recidivas que ocurrieron temprano o más tarde son un ensayo clínico (preferido) o un tratamiento sistémico. Después de estos tratamientos, el equipo de atención médica de su hijo controlará para ver cómo respondió el cáncer al tratamiento. Luego, se administrará la terapia de consolidación. Consulte la **Guía 16** para obtener información sobre qué tratamientos se administran después de la primera recidiva.

Guía 16
Opciones de tratamiento para las primeras recidivas: LLA B *BCR::ABL1* positiva

Respuesta después del tratamiento con un ensayo clínico o un tratamiento sistémico:			Terapia de consolidación
La LLA está en remisión completa y los estudios muestran una ERM negativa	• Ensayo clínico (preferido) • Quimioterapia • Blinatumomab	→	• En caso de primera recidiva temprana: trasplante de células hematopoyéticas • En caso de primera recidiva tardía: quimioterapia de mantenimiento o pensar en trasplante de células hematopoyéticas
La LLA está en remisión completa, pero los estudios muestran una ERM positiva	• Ensayo clínico (preferido) • Quimioterapia • Blinatumomab • Tisagenlecleucel • Inotuzumab ozogamicina	→	• Trasplante de células hematopoyéticas
La LLA no está en remisión completa	• Ensayo clínico (preferido) • Tratamiento sistémico • Blinatumomab • Tisagenlecleucel • Inotuzumab ozogamicina	→	• Si hay una remisión completa: trasplante de células hematopoyéticas • Si no hay una remisión completa: terapia diferente o mejor tratamiento complementario

Opciones de tratamiento cuando sucede una primera recidiva después de un trasplante de células hematopoyéticas

Estas con las opciones de tratamiento para una recidiva que sucede después de un trasplante de células hematopoyéticas:

- Ensayo clínico (preferido)
- Tratamiento sistémico
- Blinatumomab
- Tisagenlecleucel (tratamiento con linfocitos T CAR)
- Inotuzumab ozogamicina

El equipo de atención médica controlará para ver cómo respondió el cáncer al tratamiento y luego su hijo recibirá terapia de consolidación.

- Si el cáncer está en remisión completa, entonces su hijo podría recibir un segundo trasplante de células hematopoyéticas.
- Si el cáncer no está en remisión completa, entonces el tratamiento será una de las opciones mencionadas en la próxima sección.

Si el cáncer no responde al tratamiento o regresa más de una vez

Las opciones de tratamiento para recidivas múltiples son las mismas que para el cáncer resistente al tratamiento (**Guía 15**).
Estas opciones incluyen lo siguiente:

- Ensayo clínico (preferido)
- Tratamiento sistémico
- Blinatumomab
- Tisagenlecleucel (tratamiento con linfocitos T CAR)
- Inotuzumab ozogamicina

Antes de comenzar la terapia de consolidación, el equipo de atención médica de su hijo controlará para ver cómo respondió el cáncer al tratamiento.

- Si el cáncer está en la remisión completa, su hijo recibirá un trasplante de células hematopoyéticas.
- Si el cáncer no está en remisión completa, entonces el tratamiento podría ser otra terapia o tratamiento complementario.

Puntos clave

- La leucemia linfoblástica aguda de linfocitos B (LLA B) *BCR::ABL1* positiva es la LLA B en la que se encuentra el gen *BCR::ABL1* en las células de leucemia.
- El tratamiento suele consistir en una combinación de tratamientos sistémicos que incluyen un tipo de tratamiento dirigido denominado inhibidor de la tirosina cinasa (TKI).
- La terapia de inducción es un ensayo clínico más un TKI (opción preferida) o un esquema de quimioterapia más un TKI. Las opciones de TKI son imatinib y dasatinib.
- Antes de iniciar la fase de consolidación del tratamiento, se clasificará a su hijo en un grupo de riesgo. Las terapias de consolidación son diferentes para los niños y adolescentes en diferentes grupos de riesgo.
- Si el cáncer no está en remisión completa después de la terapia de consolidación, se tratará a su hijo por cáncer resistente al tratamiento.
- Si el cáncer está en remisión completa después de la terapia de consolidación, se tratará a su hijo con terapia de mantenimiento.
- Existen más opciones de tratamiento en caso de que el cáncer regrese (recidiva).

Preguntas para hacer

- ¿Cómo puedo preparar a mi hijo para el tratamiento?
- ¿Es importante el orden de los tratamientos?
- ¿Qué debo hacer si mi hijo omite una dosis?
- ¿Por qué un ensayo clínico más un TKI es la opción preferida para este tipo de LLA B?
- ¿Qué servicios hay disponibles para ayudarnos en estos momentos tan estresantes?

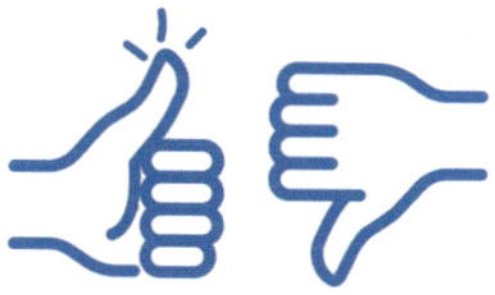

¡Cuéntenos qué opina!

Tómese un momento para completar una encuesta en línea sobre NCCN Guidelines for Patients.
NCCN.org/patients/response

8

Tratamientos para la LLA T

La leucemia linfoblástica aguda de linfocitos T (LLA T) es un tipo de LLA que comienza en los linfocitos T. Las opciones de tratamiento incluyen un ensayo clínico o un esquema de quimioterapia. También se pueden administrar otros tratamientos sistémicos.

¿Cómo se trata la LLA T?

La leucemia linfoblástica aguda de linfocitos T (LLA T) por lo general se trata con esquemas de quimioterapia. Algunas personas podrían recibir un trasplante de células hematopoyéticas. Los ensayos clínicos también son una opción.

Primer tratamiento: terapia de inducción

Primero, su hijo recibirá terapia de inducción. Un ensayo clínico es la opción de tratamiento preferida para la terapia de inducción. Si no se dispone de un ensayo clínico, su hijo recibirá el tratamiento con un esquema de quimioterapia. Después de la terapia de inducción, el equipo de atención médica de su hijo controlará para ver cómo respondió el cáncer al tratamiento.

Segundo tratamiento: terapia de consolidación

Su hijo seguirá recibiendo quimioterapia para la parte del tratamiento de terapia de consolidación.

Después de terminar la terapia de consolidación, el equipo de atención médica controlará de nuevo para ver cómo respondió el cáncer al tratamiento.

Tercer tratamiento: terapia de mantenimiento (o continuación de la terapia)

Después de completar la terapia de consolidación, el equipo de atención médica de su hijo definirá cuál es el siguiente mejor paso en el tratamiento.

Si el cáncer está en remisión completa después de la terapia de consolidación

Si su hijo completa la terapia de consolidación y el cáncer está en remisión completa, recibirá más tratamiento. El equipo de atención médica definirá si el cáncer es de riesgo estándar, alto o muy alto. El próximo tratamiento que reciba depende de qué tipo de riesgo tiene el cáncer.

- Los niños y adolescentes con cáncer de riesgo estándar o alto seguirán recibiendo quimioterapia.
- Los niños y adolescentes con cáncer de riesgo muy alto recibirán tratamiento en un ensayo clínico (opción preferida), continuarán con la quimioterapia o recibirán otro tratamiento. Después, podría realizarse un trasplante de células hematopoyéticas.

Luego, su hijo pasará a la fase de vigilancia y control, en la que el equipo de atención médica supervisará su salud.

Tratamientos para la LLA T

Terapia de inducción:

- Ensayo clínico (preferido)
- Esquema de quimioterapia

El equipo de atención médica de su hijo controlará para ver cómo respondió el cáncer al tratamiento.

↓

Terapia de consolidación:

- Continuar la quimioterapia.

El equipo de atención médica de su hijo controlará para ver cómo respondió el cáncer al tratamiento.

↓

Si el cáncer está en remisión completa:

Para niños y adolescentes con LLA de riesgo muy alto

↓

Opciones de terapia de mantenimiento:

- Ensayo clínico (preferido).
- Continuar el esquema de quimioterapia.
- Terapia diferente.
- Considerar un trasplante de células hematopoyéticas después de administrar 1 de los 3 tratamientos continuos arriba mencionados.

Para niños y adolescentes con LLA de riesgo estándar o alto

↓

Opciones de terapia de mantenimiento:

- Continuar el esquema de quimioterapia.

Si el cáncer no está en remisión completa después de la terapia de consolidación

Si su hijo completa la terapia de consolidación y el cáncer no está en remisión, recibirá tratamiento en un ensayo clínico (opción preferida) o tratamiento sistémico. Después, el equipo de atención médica verá cómo el cáncer respondió al tratamiento.

- Si el cáncer está en remisión completa, recibirá más tratamiento en un ensayo clínico (opción preferida) o recibirá un esquema de quimioterapia. En casos poco comunes, también se podrá realizar un trasplante de células hematopoyéticas después de este tratamiento.
- Si el cáncer no está en remisión, recibirá tratamiento en un ensayo clínico (opción preferida) o recibirá tratamiento sistémico. Después de administrado el tratamiento, el equipo de atención médica de su hijo controlará de nuevo para ver cómo respondió el cáncer al tratamiento. Si está en remisión completa, se realizará un trasplante de células hematopoyéticas. Si no está en remisión completa, recibirá otra terapia o tratamiento complementario.

Vigilancia y control

Después de la terapia de mantenimiento o de un trasplante de células hematopoyéticas, si el cáncer está en remisión completa, se controlará a su hijo y este entrará en la fase de vigilancia del tratamiento. En la **Guía 17**, se describe cómo funciona el proceso de vigilancia y control.

Es muy importante que su hijo siga tomando su medicamento según lo prescrito sin omitir ni saltear ninguna dosis. Esto permite evitar una recidiva.

Si el cáncer regresa después de una remisión completa

Si el cáncer regresa después de una remisión completa, su hijo puede recibir más tratamiento. Las opciones incluyen un ensayo clínico (preferido) o un tratamiento sistémico. Después del tratamiento, el equipo de atención médica controlará para ver cómo respondió el cáncer al tratamiento. Si el cáncer está en remisión completa, recibirá más tratamiento en un ensayo clínico (opción preferida) o quimioterapia. También se podrá realizar un trasplante de células hematopoyéticas después de estos tratamientos.

Si el cáncer no está en remisión completa, su hijo recibirá los tratamientos descritos en la próxima sección, *Si el cáncer no responde al tratamiento o regresa más de una vez*.

Guía 17
Vigilancia y control de la LLA

Vigilancia	1 año después del tratamiento →	Cada 1 a 4 meses, su hijo recibirá lo siguiente: • Examen físico y examen testicular • Hemograma completo (HC) con fórmula leucocitaria • Prueba de la función hepática hasta normalizar los niveles
	2 años después del tratamiento →	Cada 2 a 6 meses, su hijo recibirá lo siguiente: • Examen físico y examen testicular • HC con fórmula leucocitaria
	3 años después del tratamiento →	Cada 6 a 12 meses, o según la necesidad, su hijo recibirá lo siguiente: • Examen físico y examen testicular • HC con fórmula leucocitaria
Estudios adicionales	• Aspiración de médula ósea y estudio del líquido cefalorraquídeo si el equipo de atención médica de su hijo considera que el cáncer podría haber regresado.	
Control de efectos secundarios tardíos	• Ecocardiograma (prueba cardíaca) de ser necesario. • Estudio neuropsicológico de ser necesario para detectar problemas neurológicos. • Control del peso (los pacientes con antecedentes de LLA en la niñez tienen mayor riesgo de desarrollar obesidad). • Consulte las *Pautas de seguimiento a largo plazo para supervivientes de cánceres en niños, adolescentes y adultos jóvenes* del Children's Oncology Group (COG) en survivorshipguidelines.org. • Consulte las *NCCN Guidelines for Patients: Cáncer en adolescentes y adultos jóvenes* en NCCN.org/patientguidelines.	

Si el cáncer no responde al tratamiento o regresa más de una vez

Las opciones de tratamiento para el cáncer resistente al tratamiento (cáncer que no respondió al tratamiento) son las mismas que las opciones para recidivas múltiples (cáncer que volvió después de estar en remisión completa más de una vez). Estas opciones incluyen lo siguiente:

- Ensayo clínico (preferido)
- Tratamiento sistémico

Después de este tratamiento, el equipo de atención médica de su hijo controlará para ver cómo respondió el cáncer al tratamiento.

- Si el cáncer está en la remisión completa, su hijo recibirá un trasplante de células hematopoyéticas.
- Si el cáncer no está en remisión completa, entonces el tratamiento podría ser otra terapia o tratamiento complementario.

Puntos clave

- La leucemia linfoblástica aguda de linfocitos T (LLA T) es una LLA que comienza en los linfocitos T.
- La terapia de inducción es un ensayo clínico (opción preferida) o un esquema de quimioterapia.
- La terapia de consolidación es continuar el tratamiento de quimioterapia, y después, el equipo de atención médica de su hijo controlará para ver cómo respondió el cáncer al tratamiento.
- Los tratamientos después de la terapia de consolidación dependen de si el cáncer está en remisión completa. Si está en remisión completa, su hijo recibirá terapia de **mantenimiento**. Si no está en remisión completa, recibirá tratamiento en un ensayo clínico (opción preferida) o tratamiento sistémico.

Preguntas para hacer

- ¿Cómo puedo preparar a mi hijo para el tratamiento?
- ¿Es importante el orden de los tratamientos?
- ¿Qué debo hacer si mi hijo omite una dosis?
- ¿Por qué un ensayo clínico es la opción preferida para este tipo de LLA T?
- ¿Qué servicios hay disponibles para ayudarnos en estos momentos tan estresantes?

9

Tratamientos para la LLA en bebés

El tratamiento para bebés (niños de menos de 12 meses de edad) con leucemia linfoblástica aguda (LLA) es diferente del tratamiento para niños más grandes. El equipo de atención médica de su hijo le explicará todas las opciones. Es importante saber que el tratamiento se basa en si hay un reordenamiento de un gen llamado *KMT2A*.

Primer tratamiento: terapia de inducción

Antes de que su hijo reciba el primer tratamiento, el equipo de atención médica hará un estudio para ver si hay un reordenamiento del gen *KMT2A*. Existen 2 opciones de tratamiento para los bebés con LLA:

- Ensayo clínico (preferido)
- Inducción Interfant

La inducción Interfant es un plan de tratamiento que incluye muchas terapias diferentes. Todos los planes de tratamiento incluyen terapia sistémica (funciona en todo el cuerpo) y terapia intratecal (se inyecta en el líquido cefalorraquídeo), que se administra para prevenir o tratar la enfermedad en el sistema nervioso central.

Después de la inducción Interfant, la siguiente fase de tratamiento es la terapia de consolidación. El tipo de terapia de consolidación que su hijo reciba depende de si hay reordenamiento del gen *KMT2A*.

"Resulta útil escuchar las historias de otras personas, compartir información y conocer recursos disponibles para niños y adolescentes con leucemia".

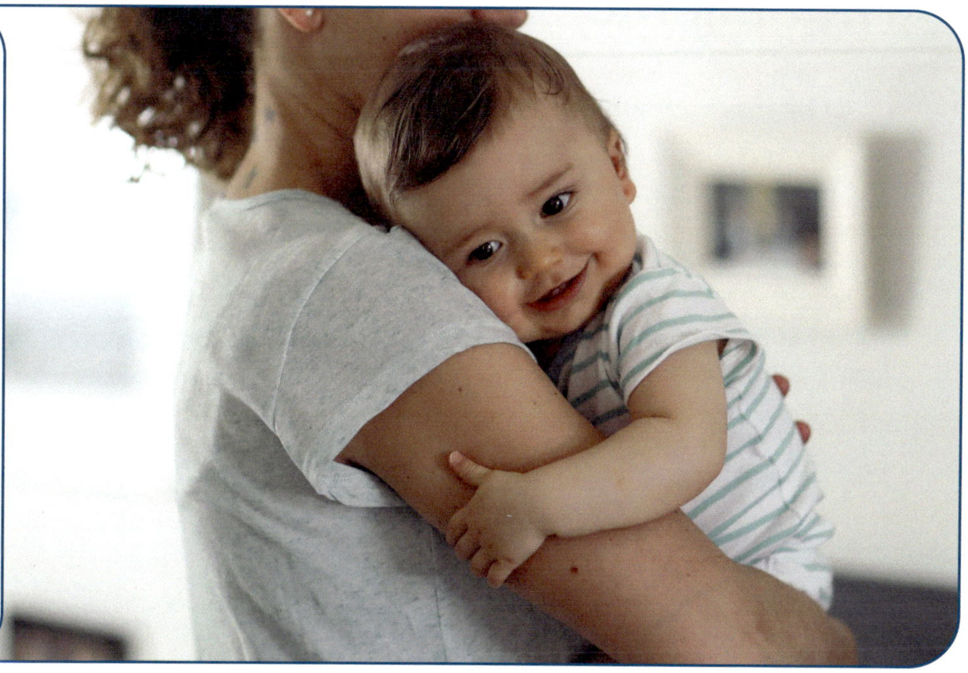

Segundo tratamiento: si hay reordenamiento del gen *KMT2A*

Si los estudios muestran que hay reordenamiento del gen *KMT2A*, su hijo recibirá la siguiente fase de tratamiento (terapia de consolidación) con quimioterapia intensiva Interfant más blinatumomab (Blincyto).

Después de recibir este tratamiento, pasará a la fase de mantenimiento, donde recibirá más quimioterapia. El equipo de atención médica de su hijo también podría hacerle un trasplante de células hematopoyéticas en lugar de quimioterapia de mantenimiento si el cáncer es de riesgo alto.

Después de la quimioterapia de mantenimiento o de un trasplante, su hijo ingresará en la fase de control del tratamiento. En la **Guía 18,** se describe cómo funciona el proceso de vigilancia y control.

Segundo tratamiento: si no hay reordenamiento del gen *KMT2A*

Si su hijo no tiene reordenamiento del gen *KMT2A*, recibirá la siguiente fase de tratamiento (terapia de consolidación). Recibirá terapia de consolidación con Interfant más blinatumomab. La mayoría de los esquemas de terapia de consolidación con Interfant son una combinación de medicamentos de quimioterapia y un corticoide. A veces, también se agrega blinatumomab. Otra opción es recibir la misma terapia de consolidación que reciben los niños y adolescentes con LLA B *BCR::ABL1* negativa o similar a *BCR::ABL1* (esquema de quimioterapia más blinatumomab).

Después de que su hijo reciba el tratamiento, ingresará en la fase de control. En la **Guía 18,** se describe cómo funciona el proceso de vigilancia y control.

Tratamientos secundarios para la LLA en bebés

Si hay reordenamiento del gen *KMT2A*

- Quimioterapia intensiva Interfant más blinatumomab

↓

- Quimioterapia
- Trasplante de células hematopoyéticas (si el cáncer es de riesgo alto)

↓

- Control

Si no hay reordenamiento del gen *KMT2A*

- Terapia de consolidación con Interfant más blinatumomab
- Esquema de quimioterapia blinatumomab

Guía 18
Vigilancia y control de la LLA: control de su hijo después del tratamiento.

Control (también se conoce como vigilancia)	1 año después del tratamiento →	Cada 1 a 4 meses, su hijo recibirá lo siguiente: • Examen físico y examen testicular • Hemograma completo (HC) con fórmula leucocitaria • Prueba de la función hepática hasta normalizar los niveles
	2 años después del tratamiento →	Cada 2 a 6 meses, su hijo recibirá lo siguiente: • Examen físico y examen testicular • HC con fórmula leucocitaria
	3 años después del tratamiento →	Cada 6 a 12 meses, o según la necesidad, su hijo recibirá lo siguiente: • Examen físico y examen testicular • HC con fórmula leucocitaria
Estudios adicionales	• Aspiración de médula ósea y estudio del líquido cefalorraquídeo si el equipo de atención médica de su hijo considera que el cáncer podría haber regresado.	
Control de efectos secundarios tardíos	• Ecocardiograma (prueba cardíaca) de ser necesario. • Estudio neuropsicológico de ser necesario para detectar problemas neurológicos. • Control del peso (los pacientes con antecedentes de LLA en la niñez tienen mayor riesgo de desarrollar obesidad). • Consulte las *Pautas de seguimiento a largo plazo para supervivientes de cánceres en niños, adolescentes y adultos jóvenes* del Children's Oncology Group (COG) en survivorshipguidelines.org. • Consulte las *NCCN Guidelines for Patients: Cáncer en adolescentes y adultos jóvenes* en NCCN.org/patientguidelines.	

Puntos clave

- Los bebés son niños menores de 12 meses. El tratamiento para bebés con leucemia linfoblástica aguda (LLA) es diferente del tratamiento para niños más grandes.
- El primer tratamiento que recibirá su hijo es un ensayo clínico (opción preferida) o terapia de inducción Interfant. La terapia de inducción Interfant es un plan de tratamiento que incluye muchas terapias diferentes.
- El segundo tratamiento (terapia de consolidación) que reciba su hijo depende de si hay reordenamiento de un gen llamado *KMT2A*.
- Los tratamientos por lo general son una combinación de quimioterapias. A veces, se administra un medicamento llamado blinatumomab, y el trasplante de células hematopoyéticas es una opción para algunos bebés.

Preguntas para hacer

- ¿Tiene mi hijo el gen *KMT2A*? ¿Qué significa esto para las opciones de tratamiento?
- ¿Qué tratamiento recomienda y por qué?
- ¿Cómo se administrarán los tratamientos a mi hijo?
- ¿Existen opciones de ensayos clínicos para mi hijo?
- ¿Qué servicios hay disponibles para ayudarnos en estos momentos tan estresantes?

10

Tratamiento complementario

El tratamiento complementario se administra para mejorar la calidad de vida de su hijo. Permite controlar los síntomas de la leucemia linfoblástica aguda (LLA) y los efectos secundarios de su tratamiento. En este capítulo, se analizan los posibles efectos secundarios y tratamientos. El tratamiento complementario también puede ayudar con otras necesidades, como pagar la atención médica, conseguir transporte para acudir a las citas médicas y mucho más.

¿Qué es el tratamiento complementario?

El tratamiento complementario es una parte importante de la atención oncológica. Tiene como objetivo mejorar la calidad de vida de su hijo durante el tratamiento del cáncer y después de este. El tratamiento complementario es para todas las personas con cáncer y sus familias, no solo para las que se encuentran al final de la vida.

El tratamiento complementario incluye una amplia variedad de servicios. Previene o maneja los síntomas del cáncer y los efectos secundarios del tratamiento del cáncer, como el dolor y la fatiga relacionada con la enfermedad. También aborda los problemas mentales, sociales, emocionales y espirituales a los que se enfrentan las personas con cáncer.

El tratamiento complementario proporciona ayuda con otras necesidades, como las siguientes:

- Toma de decisiones sobre el tratamiento
- Coordinación de la atención médica
- Pago de la atención médica
- Planificación anticipada de la atención y relacionada con el final de la vida

Lea más sobre los tipos de apoyo que puede recibir en *NCCN Guidelines for Patients: Cuidados paliativos* en NCCN.org/patientguidelines y en la aplicación NCCN Patient Guides for Cancer.

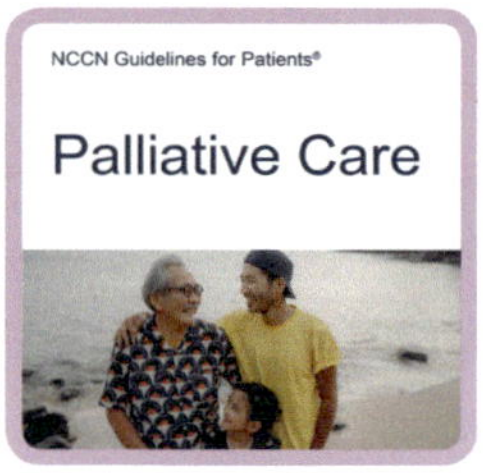

Tratamientos para efectos secundarios comunes

Todos los tratamientos para el cáncer causan problemas de salud no deseados llamados efectos secundarios. Los efectos secundarios que tenga su hijo dependen de muchos factores, como los tratamientos particulares que reciba. Algunos efectos secundarios pueden ser dañinos para la salud, mientras que otros solo son desagradables. A pesar de estos efectos secundarios, los beneficios del tratamiento superan los posibles riesgos. Informe al equipo de atención de su hijo sobre cualquier síntoma nuevo o desmejora.

Existen ciertos efectos secundarios del tratamiento de la leucemia linfoblástica aguda (LLA) que son más comunes en niños y adolescentes. En esta sección, se explican los efectos secundarios comunes que podría tener su hijo. En la sección *Manejo de los efectos secundarios de ciertos tratamientos de la LLA*, en la página 67, se explican los efectos secundarios comunes de los tratamientos de la LLA.

Infecciones

El tratamiento farmacológico para la LLA puede debilitar las defensas naturales del cuerpo contra las infecciones. Las infecciones son más comunes y más graves en las personas con un sistema inmunitario debilitado. Es importante tratarlas de forma temprana antes de que empeoren.

El equipo de atención médica de su hijo controlará su condición y recomendará vacunas si son necesarias.

Si su hijo tiene fiebre durante la terapia, deberá consultar a un médico y recibir tratamiento de inmediato. Le darán antibióticos y el equipo de atención médica lo controlará.

Prevención de infecciones

Si el equipo de atención médica de su hijo considera que podría tener niveles bajos de ciertos glóbulos blancos (neutrocitopenia) en algún momento durante el tratamiento, pueden darle un antibiótico para intentar evitar una infección bacteriana. Esto se debe a que una baja cantidad de glóbulos blancos puede causar infecciones frecuentes o graves.

Los niños y adolescentes con LLA también tienen más probabilidad de desarrollar una neumonía fúngica llamada *Pneumocystis jirovecii*, por lo que el equipo de atención médica de su hijo le dará un medicamento para prevenir esta enfermedad. El medicamento preferido para prevenir la neumonía fúngica es una combinación de sulfametoxazol y trimetoprima (Bactrim, Septra u otro fármaco).

Durante ciertas fases de tratamiento, también pueden recomendarse medicamentos antifúngicos.

Síndrome de lisis tumoral

El síndrome de lisis tumoral es un efecto secundario grave del tratamiento del cáncer. Cuando aparece el síndrome de lisis tumoral, las células cancerosas eliminadas por el tratamiento llenan el torrente sanguíneo de sustancias tóxicas, y se desequilibran las sustancias de la sangre. A veces, el síndrome de lisis tumoral incluso puede comenzar antes de que inicie el tratamiento, porque las células de leucemia son frágiles y crecen y se dividen con rapidez en la sangre.

Existen diferentes tratamientos para el síndrome de lisis tumoral, como la hidratación con líquidos IB y tratamientos con fármacos. El tratamiento depende de qué sustancias estén desequilibradas y del estado de los riñones de su hijo. El equipo de atención médica de su hijo controlará los análisis de sangre con frecuencia para asegurarse de que el tratamiento esté funcionando de la manera que debería.

Dolor o sequedad en la boca (mucositis)

La mucositis se produce cuando ciertas células dentro del aparato digestivo, incluidos la boca y el estómago, provocan dolor, se inflaman o se irritan. Según las NCCN Guidelines, se recomienda que su hijo consulte a un dentista antes de comenzar el tratamiento con quimioterapia.

Para evitar la mucositis, el equipo de atención médica de su hijo puede darle trozos de hielo o agua fría cuando reciba algunos medicamentos de quimioterapia. También podrían recomendarle buches o enjuagues bucales especiales.

Náuseas y vómitos

Las náuseas (una sensación incómoda en la que se siente como si fuera a vomitar) y los vómitos son efectos secundarios comunes del tratamiento. Se administrarán medicamentos para prevenir las náuseas y los vómitos.

Nivel alto de azúcar en sangre

Un posible efecto secundario del tratamiento es el nivel alto de azúcar en sangre, que también se llama hiperglucemia. Si su hijo tiene un nivel alto de azúcar en sangre, se le puede dar insulina para disminuirlo.

Fatiga

La fatiga es el cansancio extremo y la incapacidad de funcionar debido a la falta de energía. Puede ser provocada por el cáncer o puede ser un efecto secundario del tratamiento. Hágale saber al equipo de atención médica de su hijo cómo se siente y si la fatiga le impide hacer las cosas que disfruta.

Problemas en los órganos

El tratamiento podría alterar el funcionamiento del hígado, el corazón, el páncreas y los riñones de su hijo. El equipo de atención médica de su hijo controlará con frecuencia los órganos y realizará estudios para asegurarse de que el tratamiento no dañe órganos importantes.

Neurotoxicidad

Algunos tratamientos pueden dañar el sistema nervioso (neurotoxicidad), lo que causa problemas con la concentración, la memoria y otras cuestiones, como mareos y dolores de cabeza. Si bien es poco frecuente, pueden producirse convulsiones y confusión. Si el tratamiento de LLA de su hijo incluye metotrexato como quimioterapia o tisagenlecleucel (Kymriah) como tratamiento con linfocitos T-CAR, entonces se controlará que no haya neurotoxicidad.

Puede encontrar más información sobre el tratamiento complementario en NCCN.org/patientguidelines y en la aplicación NCCN Patient Guides for Cancer.

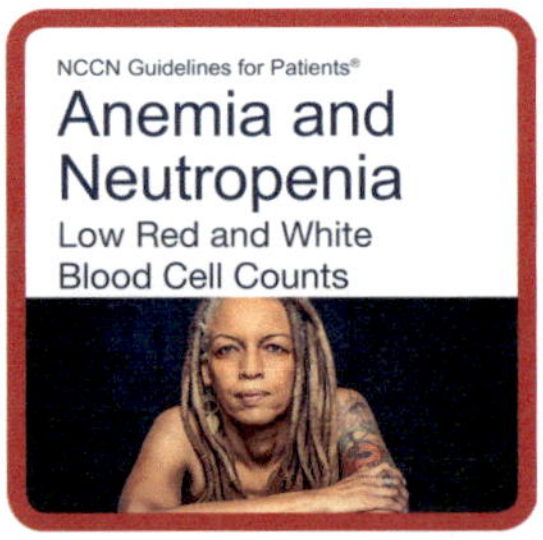

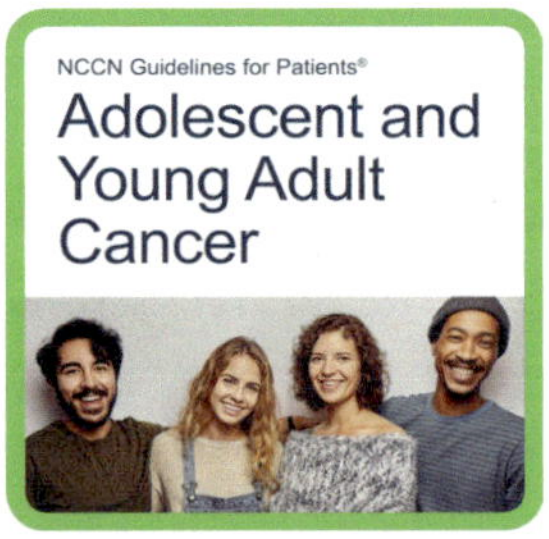

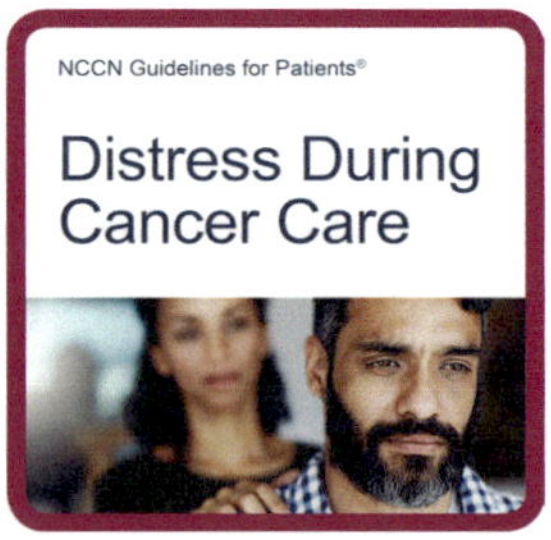

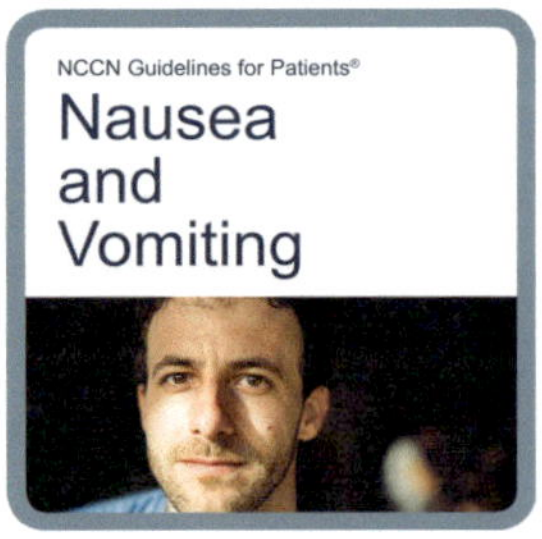

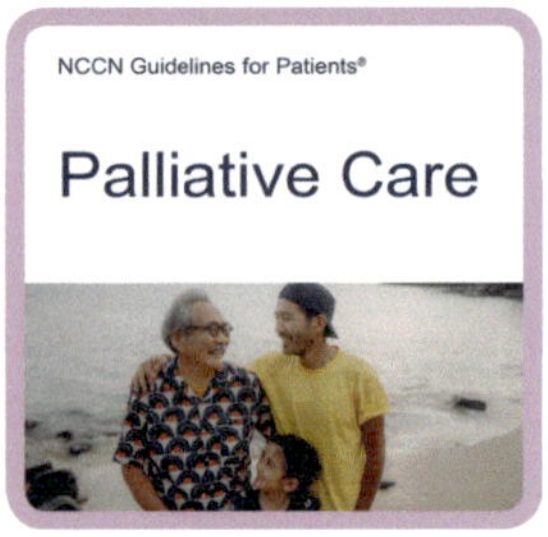

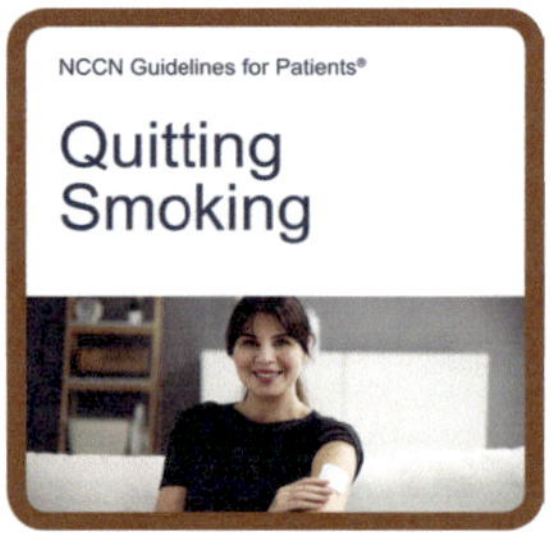

Baja cantidad de glóbulos sanguíneos

Algunos tratamientos para el cáncer provocan baja cantidad de glóbulos sanguíneos.

- La anemia es una afección en la que el cuerpo no tiene cantidad suficiente de glóbulos rojos sanos, lo que causa que se transporte menos oxígeno a las células. Su hijo podría sentirse cansado fácilmente si tiene anemia.
- La neutrocitopenia es a una disminución de neutrófilos, el tipo más común de glóbulo blanco. Estas células son importantes para combatir infecciones, y un recuento bajo de ellas puede aumentar el riesgo de contraer una infección.
- La trombocitopenia es una afección en la que no hay suficientes plaquetas en la sangre. Esto puede afectar el funcionamiento de los coágulos sanguíneos y aumentar el riesgo de sangrado.

Manejo de los efectos secundarios de ciertos tratamientos de la LLA

En esta sección, se explicarán los efectos secundarios más comunes asociados a diferentes tipos de tratamientos con medicamentos de la LLA.

Efectos secundarios por uso de corticoides

Algunos corticoides pueden causar nivel alto de azúcar en sangre, cambios de humor, inflamación del páncreas (pancreatitis) o lesiones en los huesos. El equipo de atención médica de su hijo controlará estos efectos secundarios y los tratará. También se controlará que su hijo no tenga presión arterial alta (hipertensión).

Efectos secundarios por uso de vincristina

El tratamiento con el fármaco vincristina puede causar estreñimiento (problemas para defecar) y neuropatía (problemas en los nervios). La neuropatía causa dolor, entumecimiento, hormigueo, hinchazón o debilidad muscular en diferentes partes del cuerpo. Por lo general, comienza en las manos o en los pies. A menudo se recurre a la fisioterapia para mejorar estos efectos secundarios.

Efectos secundarios de la quimioterapia con asparaginasa

La pegaspargasa y la calaspargasa son un tipo de quimioterapia llamada quimioterapia con asparaginasa. Esta quimioterapia solo debe administrarse en centros y hospitales especializados. Los efectos secundarios comunes de las quimioterapias se describen abajo.

Hipersensibilidad, alergia y anafilaxia
La hipersensibilidad aparece cuando el sistema inmunitario reacciona de forma exagerada a un fármaco o una sustancia. Esto puede causar urticaria, ronchas en la piel y dificultad para respirar.

La alergia se produce cuando el cuerpo reacciona a una sustancia que normalmente es inofensiva o que no provocaría una respuesta en la mayoría de las personas. Una respuesta alérgica podría causar síntomas dañinos como picazón o inflamación (hinchazón).

La anafilaxia o el shock anafiláctico es una reacción alérgica grave y potencialmente mortal.

Pancreatitis

La pancreatitis se produce cuando el páncreas se inflama e hincha. Esto puede ser consecuencia de ciertos medicamentos. Si el páncreas de su hijo se inflama, el tratamiento puede pausarse hasta que mejore.

Hemorragia

Una hemorragia es un sangrado que se produce adentro o afuera del cuerpo cuando se dañan los vasos sanguíneos. Las hemorragias también pueden ocurrir en la cabeza (esto se llama hemorragia intracraneal o sangrado cerebral). Si su hijo tiene una hemorragia grave, el tratamiento se suspenderá hasta que mejore. Después de eso, se puede continuar el tratamiento. Si la hemorragia es en la cabeza, el tratamiento se detendrá hasta que la hemorragia desaparezca.

Coágulos sanguíneos

A veces, algunos coágulos sanguíneos pueden soltarse y desplazarse a otras partes del cuerpo, y bloquear un vaso sanguíneo (esto se llama tromboembolia). Puede causar problemas respiratorios, derrames cerebrales u otros problemas. Si su hijo tiene una tromboembolia, el tratamiento del cáncer se pausará y se tratará el coágulo sanguíneo. Después, el tratamiento puede continuar.

Efectos secundarios por el tratamiento con blinatumomab y tisagenlecleucel

Las terapias con blinatumomab (Blincyto) como tratamiento dirigido y tisagenlecleucel (Kymriah) como tratamiento con linfocitos T CAR pueden causar problemas neurológicos (como síndrome de neurotoxicidad asociada a células efectoras inmunitarias, o ICANS). El equipo de atención médica de su hijo lo controlará por estos efectos secundarios, que pueden incluir confusión, temblores, mareos, problemas para controlar los músculos, convulsiones o desmayos.

Todos los tratamientos para el cáncer causan problemas de salud no deseados llamados efectos secundarios. Es importante que le informe al equipo de atención médica de su hijo sobre todos los efectos secundarios para que se puedan controlar.

Síndrome de liberación de citocinas

El síndrome de liberación de citocinas (SLC) es una afección que puede ocurrir después del tratamiento con algunos tipos de inmunoterapias, como blinatumomab y tisagenlecleucel. Los signos y síntomas del SLC son fiebre, dolores musculares, náuseas, dolores de cabeza, erupciones, taquicardia, hipotensión y dificultad para respirar. El SLC puede ser un efecto secundario grave, y el equipo de atención médica de su hijo lo controlará de cerca y lo tratará con corticoides y un medicamento llamado tocilizumab (Actemra) si tiene este síndrome.

“Todas sus inquietudes son válidas. Incluso si piensa que algo es de menor importancia, pregunte a sus proveedores. Esa es la forma de defender los intereses de su hijo”.

Apoyo con la nutrición, las emociones, el dolor y más

El tratamiento complementario también puede ayudar a su hijo con las emociones que siente. Además, puede ayudar con la nutrición, el dolor y otras partes de la atención.

Nutrición

A veces, los síntomas de cáncer o los efectos secundarios del tratamiento podrían hacer que su hijo no sienta hambre o sienta malestar estomacal (náuseas). Comer de forma saludable es importante durante el tratamiento. Incluye consumir una dieta equilibrada, ingerir la cantidad adecuada de comida y beber una cantidad suficiente de líquidos. Un nutricionista matriculado que sea experto en nutrición y alimentos puede ayudar. Hable con el equipo de atención médica de su hijo si tiene problemas para comer o si está perdiendo mucho peso.

Malestar emocional

La depresión, la ansiedad y los problemas para dormir pueden ser comunes en niños y adolescentes con cáncer. Hable con el equipo de atención médica de su hijo sobre cómo podría sentirse él en este momento. Hay servicios, personas y medicamentos que pueden ayudar a su hijo. Cuenta con servicios de apoyo y asesoramiento disponibles.

Dolor

Informe al equipo de atención médica de su hijo si sufre dolores o molestias. El dolor de huesos también puede ser común en niños y adolescentes con LLA. Es posible que su hijo visite a un especialista en dolor infantil o en cuidados paliativos para tratar el dolor.

Transfusiones de sangre

Las transfusiones de sangre son muy frecuentes durante el tratamiento de la LLA. Una transfusión es una inyección lenta de hemoderivados, como glóbulos rojos o plaquetas, en una vena.

La mayoría de las transfusiones de sangre provienen de bancos de sangre. La sangre se recolecta de personas aleatorias que donan. A veces, los familiares preguntan si pueden donar sangre para un familiar con LLA. No obstante, por lo general es más seguro utilizar hemoderivados de otras personas que de miembros de su propia familia. El equipo de atención médica de su hijo le explicará más sobre las transfusiones.

Citas de seguimiento

Después del tratamiento, se le controlará la salud a su hijo para determinar los efectos secundarios del tratamiento y la reaparición del cáncer. Esto es parte de un plan de atención. Es importante que se mantenga al día con las visitas de seguimiento y las citas para los estudios de diagnóstico por imágenes. Averigüe quién coordinará el tratamiento de seguimiento de su hijo.

Efectos secundarios tardíos

Los efectos secundarios tardíos son efectos secundarios que ocurren meses o años después de que se diagnostica una enfermedad o después de que se finaliza el tratamiento. Los efectos tardíos podrían ser causados por el cáncer o el tratamiento del cáncer. Pueden incluir problemas de salud física, mental y social y tumores secundarios. Cuanto antes se traten los efectos secundarios tardíos, mejor. Pregúntele al equipo de atención médica de su hijo qué efectos secundarios tardíos podrían presentarse. Esto le permitirá saber qué alternativa buscar.

Puntos clave

- El tratamiento complementario es la atención médica que alivia los síntomas causados por el cáncer o su tratamiento. También ayuda a mejorar la calidad de vida.
- Todos los tratamientos para el cáncer causan problemas de salud no deseados llamados efectos secundarios. Los efectos secundarios dependen de muchos factores. Estos factores incluyen el tipo de medicamento y la dosis, la duración del tratamiento y la persona.
- Algunos efectos secundarios son muy poco frecuentes. Pregunte al equipo de atención médica de su hijo qué puede esperar.
- Informe al equipo de atención de su hijo sobre cualquier síntoma nuevo o desmejora.

Preguntas para hacer

- ¿Cuáles son los efectos secundarios más comunes de los tratamientos que mi hijo recibirá? ¿Cómo se tratan estos efectos secundarios?
- ¿Qué debería hacer si noto cambios en cómo actúa o se siente mi hijo?
- ¿Qué debería hacer si mi hijo tiene efectos secundarios cuando el consultorio médico está cerrado?
- ¿Podrá el equipo de atención médica de mi hijo comunicarse con el equipo del servicio de emergencias o de urgencias?
- ¿Con quién puedo hablar sobre nutrición y qué debería comer mi hijo?

11

Otros recursos

¿Quiere saber más? Aquí le explicamos cómo obtener ayuda adicional.

Qué más hay que saber

En esta guía, encontrará ayuda para conocer las opciones disponibles para su hijo, de modo que pueda tomar decisiones informadas y mejorar su atención oncológica. Pero no es el único recurso que tiene.

Solicite toda la información posible y la ayuda que necesite. A muchas personas les interesa saber más sobre los siguientes temas:

- Qué tipo de LLA tiene su hijo.
- Las fases del tratamiento de la LLA.
- Cómo encontrar un médico y centro oncológico que se especializa en el cáncer en niños, adolescentes y adultos jóvenes.
- Cómo ayudar a su hijo durante el tratamiento y la atención con los efectos secundarios y otras sensaciones.
- Cómo obtener ayuda económica.

Qué más hacer

Su centro de salud puede ayudar con los próximos pasos. Generalmente, dispone de recursos *in situ* para ayudar a satisfacer sus necesidades y encontrar respuestas a sus preguntas. Los centros de salud también pueden informarle de los recursos existentes en su comunidad.

Además de la ayuda de sus profesionales de atención médica, los recursos enumerados en la siguiente sección proporcionan apoyo a muchas personas como usted.

Dónde obtener ayuda

Consulte la lista a continuación y visite los sitios web que se indican para obtener más información sobre estas organizaciones.

Blood & Marrow Transplant Information Network (BMT InfoNet)
bmtinfonet.org

Blood Cancer United
bloodcancerunited.org

Cancer*Care*
cancercare.org

Imerman Angels
imermanangels.org

Leukemia Research Foundation
leukemiarf.org

National Bone Marrow Transplant Link (nbmtLINK)
nbmtlink.org

NMDP
nmdp.org

Triage Cancer
triagecancer.org

Preguntas para hacer

- ¿Con quién debo hablar sobre vivienda, preparación de comidas y otras necesidades?
- ¿Qué ayudas existen para el transporte, el cuidado de los niños y la atención domiciliaria?
- ¿Cómo se conecta mi hijo con los demás para crear un sistema de apoyo?
- ¿Con quién puedo hablar si mi hijo no se siente bien durante el tratamiento?
- ¿Cómo puedo comunicarme con los médicos de mi hijo fuera del horario de atención o el fin de semana?

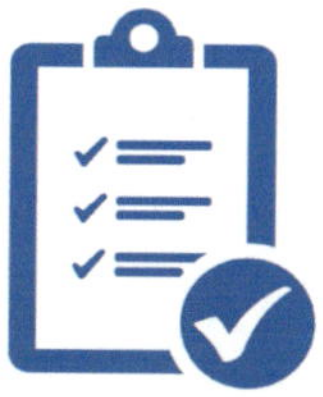

¡Nos interesan sus comentarios!

Nuestro objetivo es brindar información útil y fácil de entender sobre el cáncer. Realice nuestra encuesta para decirnos qué hicimos bien y qué podríamos mejorar.
NCCN.org/patients/feedback

Palabras que debe conocer

ADN
Cadenas largas de información genética que se encuentran dentro de las células.

adolescentes y adultos jóvenes (AYA)
Personas que tienen entre 15 y 39 años en el momento del diagnóstico inicial de cáncer.

aspiración de médula ósea
Cuando se extrae una pequeña cantidad de médula ósea líquida para determinar si hay una enfermedad.

bebé
Niño menor de 12 meses.

biopsia de médula ósea
Cuando se extrae una pequeña cantidad de médula ósea sólida para determinar si hay una enfermedad.

cáncer resistente al tratamiento
Cáncer que no mejora después del tratamiento.

célula precursora hematopoyética
Célula inmadura en la sangre y la médula ósea que puede convertirse en todos los tipos de células sanguíneas.

corticoide
Medicamento que puede usarse para reducir la inflamación y matar las células de leucemia.

cromosomas
Cadenas largas de ADN bien comprimido dentro de las células. Los cromosomas contienen la mayor parte de la información genética de la célula.

enfermedad de injerto contra huésped (EICH)
Enfermedad que se produce cuando las células precursoras sanguíneas trasplantadas atacan a las células normales de la persona.

enfermedad extramedular
Cáncer fuera de la médula ósea.

enfermedad medular
Cáncer en la médula ósea.

enfermedad progresiva
Crecimiento o propagación del cáncer después de haberse analizado o tratado.

enfermedad residual mínima (ERM)
La pequeña cantidad de células cancerosas que quedan después del tratamiento. Se detecta mediante pruebas muy sensibles realizadas en sangre o médula ósea.

ensayo clínico
Estudio sobre la seguridad y la utilidad de las pruebas y tratamientos para las personas.

esquema terapéutico
Plan de tratamiento que incluye información específica sobre la dosis del medicamento, cuándo se toma y cuánto dura el tratamiento.

gen
Sección de ADN que da instrucciones a las células para determinadas funciones o características del cuerpo.

gen *BCR::ABL1*
Un gen anormal en las células de leucemia formado cuando se unen las partes del gen *BCR* y del gen *ABL1*.

gen de fusión
Gen que se forma cuando se unen partes de 2 genes distintos.

hematopatólogo
Médico que usa análisis de laboratorio y métodos para diagnosticar enfermedades en las células sanguíneas.

hibridación fluorescente *in situ* (FISH)
Análisis de laboratorio que usa tintes especiales para detectar cromosomas y genes anormales.

inhibidor de la tirosina cinasa (TKI)
Un tipo de tratamiento dirigido usado para combatir el cáncer.

inmunoterapia
Tratamiento con medicamentos que usan el sistema inmunitario para combatir el cáncer.

leucemia
Cáncer sanguíneo.

leucemia linfoblástica aguda (LLA)
El cáncer sanguíneo más común en niños y adolescentes. Comienza en los glóbulos blancos que combaten enfermedades, llamados linfocitos.

linfoblasto
Linfocito (glóbulo blanco) inmaduro. También llamado blasto.

linfocito
Un tipo de glóbulo blanco que ayuda a combatir y prevenir las infecciones.

médula ósea
Tejido blando y esponjoso que está en el centro de la mayoría de los huesos donde se producen las células sanguíneas.

mutación
Cambio anormal en el ADN de una célula.

niños, adolescentes y adultos jóvenes
Personas de 18 años o menos en el momento del diagnóstico inicial.

prueba de mutación
Prueba que busca cambios anormales en genes o cromosomas.

quimioterapia
Medicamentos que eliminan las células que se dividen rápido, tanto las cancerosas como las normales.

radioterapia
Tratamiento que utiliza rayos de alta energía.

recidiva
Regreso del cáncer después de haber mejorado o desaparecido.

remisión
Cuando los signos y síntomas del cáncer disminuyen o desaparecen.

resistencia
Cuando el cáncer no responde al tratamiento farmacológico.

secuenciación de nueva generación (NGS)
Análisis de laboratorio para detectar cambios anormales en el ADN.

síndrome de predisposición
Afección genética hereditaria que puede aumentar las posibilidades de que una persona desarrolle cáncer.

sistema inmunitario
Defensa natural del cuerpo contra las infecciones y las enfermedades.

sistema nervioso central
Parte del sistema nervioso que incluye el cerebro y la médula espinal. Maneja todo lo que hace el cuerpo de su hijo.

terapia de consolidación
A menudo, la segunda fase del tratamiento que recibirá su hijo. Se administra después de la terapia de inducción.

terapia de inducción
La primera fase del tratamiento que recibirá su hijo.

terapia de inducción Interfant
La primera fase del tratamiento para niños menores de 12 meses.

terapia de mantenimiento
Suele ser la última fase del tratamiento en LLA de niños, adolescentes y adultos jóvenes.

trasplante de células hematopoyéticas
Tratamiento que sustituye las células dañadas de la médula ósea por células hematopoyéticas sanas. También se llama trasplante de células precursoras o trasplante de médula ósea.

tratamiento complementario
Tratamiento para los síntomas o problemas de salud causados por el cáncer o por su tratamiento.

tratamiento dirigido
Un tratamiento con medicamentos dirigidos específicamente a una característica específica o única de las células cancerosas.

tratamiento sistémico
Tratamiento que actúa en todo el cuerpo, como la quimioterapia.

vigilancia y control
Cuando el equipo de atención médica de su hijo lo controla después del tratamiento para asegurarse de que el cáncer no haya regresado.

Colaboradores de NCCN

Esta guía para pacientes se basa en NCCN Clinical Practice Guidelines in Oncology (NCCN Guidelines®) para el tratamiento de leucemia linfoblástica aguda en niños, adolescentes y adultos jóvenes, versión 1.2026. Fue adaptada, revisada y publicada con la colaboración de las siguientes personas:

Dorothy A. Shead, máster en Ciencias
Directora ejecutiva de Operaciones de Información para Pacientes

Megan Hollasch
Redactora médica, Información para pacientes

Lisa Diehl
Diseñadora de Diseño de Producción

La redacción de NCCN Clinical Practice Guidelines in Oncology (NCCN Guidelines®) para el tratamiento de la leucemia linfoblástica aguda en niños, adolescentes y adultos jóvenes, versión 1.2026, estuvo a cargo de los siguientes miembros del panel de NCCN:

Dr. Hiroto Inaba, doctor en Medicina/ presidente
St. Jude Children's Research Hospital/ The University of Tennessee Health Science Center

Dr. David Teachey, vicepresidente
Abramson Cancer Center en la University of Pennsylvania/ Children's Hospital of Philadelphia

Dra. Colleen Annesley
Fred Hutchinson Cancer Center/ Seattle Children's Hospital

Dr. Sandeep Batra
Indiana University Melvin and Bren Simon Comprehensive Cancer Center/ Riley Children's Health

Dra. Jill Beck
Fred & Pamela Buffett Cancer Center/ Children's Hospital & Medical Center

* Dra. Susan Colace, máster Ciencias de Investigación Clínica
The Ohio State University Comprehensive Cancer Center - James Cancer Hospital and Solove Research Institute/ Nationwide Children's Hospital

Dra. Stacy Cooper
John Hopkins Kimmel Cancer Center/ Johns Hopkins Children's Center

Dra. Mari Dallas
Case Comprehensive Cancer Center/ University Hospitals Seidman Cancer Center and Cleveland Clinic Taussig Cancer Institute/ University Hospitals Rainbow Babies & Children's Hospital

Dr. Satiro De Oliveira
UCLA Jonsson Comprehensive Cancer Center/ UCLA Mattel Children's Hospital

Dra. Kara Kelly
Roswell Park Comprehensive Cancer Center/ Roswell Park Oishei Children's Cancer and Blood Disorders Program

Dra. Carrie Kitko
Vanderbilt-Ingram Cancer Center/ Monroe Carell Jr. Children's Hospital at Vanderbilt

Dra. Mira Kohorst
Mayo Clinic Comprehensive Cancer Center

Dr. Matthew Kutny
O'Neal Comprehensive Cancer Center at UAB/Children's of Alabama

Dr. Norman Lacayo
Stanford Cancer Institute/ Lucile Packard Children's Hospital

Dra. Cathy Lee-Miller
University of Wisconsin Carbone Cancer Center/ American Family Children's Hospital

Dra. Kathleen Ludwig
UT Southwestern Simmons Comprehensive Cancer Center/ Children's Medical Center Dallas

Dra. Lisa Madden
UC Davis Comprehensive Cancer Center

*Dra. Kelly Maloney
University of Colorado Cancer Center/ Children's Hospital Colorado

Dr. David Mangum
Huntsman Cancer Institute at the University of Utah/ Primary Children's Hospital

Dra. Stephanie Massaro, máster en Salud Pública
Yale Cancer Center/Smilow Cancer Hospital/ Yale New Haven Children's Hospital

Dr. David McCall
The University of Texas MD Anderson Cancer Center

*Dr. Perry Morocco
The UChicago Medicine Comprehensive Cancer Center

*Dr. Brad Muller
St. Jude Children's Research Hospital

Dra. Lindsey Murphy, máster en Ciencias
City of Hope National Medical Center

Dra. Valentina Nardi
Mass General Cancer Center/ Dana-Farber/Boston Children's Cancer and Blood Disorders Center

*Dra. Jenna Rossoff
Robert H. Lurie Comprehensive Cancer Center of Northwestern University/Ann & Robert H. Lurie Children's Hospital of Chicago

Dra. Laura Schuettpelz, doctora en Medicina
Siteman Cancer Center at Barnes-Jewish Hospital and Washington University School of Medicine/ St. Louis Children's Hospital

Dra. Bijal Shah
Moffitt Cancer Center

Dra. Zainab Shahid, máster en Salud Pública
Memorial Sloan Kettering Cancer Center

Dra. Jessica Sun
Duke Cancer Institute/ Duke Children's Hospital & Health Center

Dr. Victor Wong
UC San Diego Moores Cancer Center/ Rady Children's Hospital-San Diego

Dr. Gregory Yanik
University of Michigan Rogel Cancer Center/ C.S. Mott Children's Hospital

NCCN

Ajibola Awotiwon, licenciado en Medicina y Cirugía, máster en Ciencias de la Investigación
Científica adjunta/redactora médica

Megan Lyons, máster en Ciencias
Científica en oncología/redactora médica sénior

* Revisaron esta guía para pacientes. Para divulgaciones, visite NCCN.org/disclosures.

Centros oncológicos de NCCN

Para obtener información de contacto,
visite NCCN.org/cancercenters.

Abramson Cancer Center,
University of Pennsylvania
Filadelfia, Pensilvania

Case Comprehensive Cancer Center/
University Hospitals Seidman Cancer Center and
Cleveland Clinic Taussig Cancer Institute
Cleveland, Ohio

City of Hope National Medical Center
Duarte, California

Dana-Farber/Brigham and Women's Cancer Center |
Mass General Cancer Center
Boston, Massachusetts

Duke Cancer Institute
Durham, Carolina del Norte

Fox Chase Cancer Center
Filadelfia, Pensilvania

Fred & Pamela Buffett Cancer Center
Omaha, Nebraska

Fred Hutchinson Cancer Center
Seattle, Washington

Huntsman Cancer Institute, University of Utah
Salt Lake City, Utah

Indiana University Melvin and Bren Simon
Comprehensive Cancer Center
Indianápolis, Indiana

Johns Hopkins Kimmel Cancer Center
Baltimore, Maryland

Mayo Clinic Comprehensive Cancer Center
Phoenix/Scottsdale, Arizona
Jacksonville, Florida
Rochester, Minnesota

Memorial Sloan Kettering Cancer Center
Nueva York, Nueva York

Moffitt Cancer Center
Tampa, Florida

O'Neal Comprehensive Cancer Center, UAB
Birmingham, Alabama

Robert H. Lurie Comprehensive Cancer Center
of Northwestern University
Chicago, Illinois

Roswell Park Comprehensive Cancer Center
Búfalo, Nueva York

Siteman Cancer Center, Barnes-Jewish Hospital
and Washington University School of Medicine
San Luis, Misuri

St. Jude Children's Research Hospital/
The University of Tennessee Health Science Center
Memphis, Tennessee

Stanford Cancer Institute
Stanford, California

The Ohio State University Comprehensive Cancer Center -
James Cancer Hospital and Solove Research Institute
Columbus, Ohio

The UChicago Medicine Comprehensive Cancer Center
Chicago, Illinois

The University of Texas MD Anderson Cancer Center
Houston, Texas

UC Davis Comprehensive Cancer Center
Sacramento, California

UC San Diego Moores Cancer Center
La Jolla, California

UCLA Jonsson Comprehensive Cancer Center
Los Ángeles, California

UCSF Helen Diller Family Comprehensive Cancer Center
San Francisco, California

University of Colorado Cancer Center
Aurora, Colorado

University of Michigan Rogel Cancer Center
Ann Arbor, Míchigan

University of Wisconsin Carbone Cancer Center
Madison, Wisconsin

UT Southwestern Simmons
Comprehensive Cancer Center
Dallas, Texas

Vanderbilt-Ingram Cancer Center
Nashville, Tennessee

Yale Cancer Center/Smilow Cancer Hospital
New Haven, Connecticut

Índice

Made in the USA
Las Vegas, NV
07 November 2026

57672680R00050